숙면과 일상을 방해하는 수면질환

하지불안증후군

RESTLESS LEGS SYNDROME

그 원인과 증상에서
진단 및 치료까지

숙면과 일상을 방해하는 수면질환

하지불안증후군
RESTLESS LEGS SYNDROME

그 원인과 증상에서
진단 및 치료까지

초판인쇄 2017년 7월 31일
초판 2쇄 2019년 1월 11일

지은이 신홍범
펴낸이 채종준
기 획 이아연
편 집 백혜림
디자인 김정연
마케팅 송대호

펴낸곳 한국학술정보(주)
주소 경기도 파주시 회동길 230(문발동)
전화 031 908 3181(대표)
팩스 031 908 3189
홈페이지 http://ebook.kstudy.com
E-mail 출판사업부 publish@kstudy.com
등록 제일산−115호(2000. 6. 19)

ISBN 978-89-268-7938-2 13510

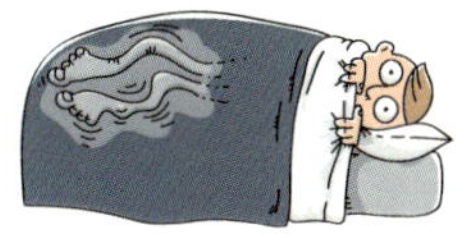

숙면과 일상을 방해하는 수면질환

하지불안증후군

RESTLESS LEGS SYNDROME

그 원인과 증상에서
진단 및 치료까지

신홍범 지음

하지불안증후군Restless Legs Syndrome을 이야기할 때면 필자는 어머니에 관한 이야기를 꼭 한다. 필자가 어릴 때부터 어머니는 불편한 다리 때문에 밤에 잠을 이루지 못하셨다. 밤새 다리를 두드리거나 일어나 걷기가 일쑤였고, 그러다 보니 수면 부족으로 낮에는 자주 졸기도 하셨다. 어머니는 치료를 위해 정형외과, 신경외과 진료는 물론 한의원에 가서 침을 맞아 보기도 하셨다. 그러나 어디에서도 제대로 된 도움을 받지 못하셨다. 다행스럽게도 필자가 의과대학에 진학해 수업을 통해 어머니의 고질병이 '하지불안증후군'이라는 사실을 알게 되면서 어머니의 치료에 도움을 드릴 수 있었다. 이후 이런저런 이유로 필자는 '수면의학'을 전공하게 되었다.

필자의 어머니 이야기로 글을 시작한 이유는 어머니의 병, 즉 하지불안증후군에 대해 대부분의 의사가 모르고 있고, 생각보다 하지불안증후군이 흔하게 발생하는 질환이며, 또 제대로 진단하고 치료하면 깊은 잠을 자면서 건강한 생활을 할 수 있다는 것을 필자가 몸소 체험했기 때문이다. 이 책은 그런 경험을 여러분께 오롯이 전하기 위함이다.

하지불안증후군은 전 인구의 8% 정도가 경험하는 흔한 질환이다. 그럼에도 불구하고 이 질환에 대해서 제대로 알고 처방을 내리는 의사는 많지 않다. 의사들은 자신의 전공분야의 관점으로 이 질환을 바라본다. 정형외과나 신경외과에 가면 허리 문제로 다리가 저리는 것으로 보고 허리 치료를 권한다. 하지정맥류를 주로 진료하는 의사는 하지정맥에 약간의 이상만 보여도 하지정맥류 치료를 권한다. 근신경계통을 주로 보는 신경과 의사는 근전도, 신경전도 검사 등을 먼저 권한 뒤 이상이 없음을 발견하고는 특별한 처방을 못하거나 '신경성'이라는 모호한 답변을 주고는 환자를 돌려보내기도 한다.

10년 전보다는 하지불안증후군이 많이 알려졌고 의사 중에도 이 질환을 잘 알고 제대로 진단하는 이들이 조금씩 늘고 있다. 그러나 의과대학에서 여전히 수면질환에 대해서 1시간도 채 다루지 않는 상황에서, 수면의학을 전공하지 않은 의사가 다양한 양상을 보이는 하지불안증후군을 정확히 진단하고 치료하기란 쉽지 않다. 더욱이 하지불안증후군에 대해서 얕게 알고 있는 의사가 무분

별하게 처방한 약물로 인해 환자들이 내성과 강화현상augmentation
을 겪으면서 힘들어하는 상황도 적지 않게 목도된다.

하지불안증후군은 신경계통의 만성질환으로 정확한 진단과 지
속적인 관리가 필요하다. 또 2차적으로 발병하기 때문에 질환의
원인이 되는 의학적 상태를 찾아내는 것이 완치로 가는 첫걸음이
다. 최근에는 혈중 저장철의 중요성이 점점 더 커지고 있는데 저
장철의 보충은 하지불안증후군 치료에 있어 매우 중요하다.

하지불안증후군은 겉으로 드러나는 증상이 크지 않으므로 환
자 스스로 증상을 의심하고 '하지불안증후군 자가진단' 설문지
로 진단해 보는 것 또한 중요하다. 게다가 허리 병(추간판탈출증
등), 하지정맥류와 같은 질환보다 하지불안증후군의 진단과 치료
가 보다 쉽기 때문에 지속적인 하지불편감이 있는 경우 하지불안
증후군을 먼저 의심해 보는 것이 좋다.

이 책은 하지불안증후군을 앓고 있는 환자들에게 하지불안증
후군의 원인, 하지불안증후군의 증상, 하지불안증후군의 진단 및
치료를 소개하기 위해 집필되었다. 나아가 하지불안증후군에 관
심이 있는 의사 혹은 의대생들도 참고할 수 있으며 이해를 돕기
위해 관련 참고문헌을 첨부했다.

이 책을 통해 하지불안증후군에 대한 이해가 깊어지고, 다리불
편감으로 고생하는 필자의 어머니와 같은 환자들이 하지불안증

후군을 다른 질환으로 오인하여 불필요한 치료를 받는 일 없이

제대로 진단받고 치료받기를 바란다.

목차

부록

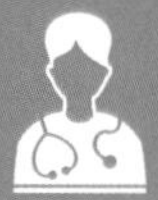

질환 소개

01

하지불안증후군은
무엇일까

하지불안증후군Restless Legs Syndrome은 다리 혹은 팔에 말로 표현하기 힘든 불편감이 나타나는 것이 특징인 감각운동계통의 질환이다. 환자에 따라서 증상에 대한 표현은 다양하지만 다리나 팔 깊은 곳에서 뭔가 불편한 느낌이 들고, 증상을 정확히 표현하기가 힘들다고 한다. 흔한 표현들로는 '안절부절못하다', '불편하다', '저린다', '당긴다', '쩌릿쩌릿하다', '주무르고 싶다', '움직이고 싶다', '시리다', '화끈거린다' 등이 있다.

'하지'불안증후군이라는 진단 명칭은 적절하지 않고 이를 바꿔야 한다는 주장이 의학자들 사이에서 꾸준히 제기되고 있기도 하다. 실제로 이런 불편한 증상은 하지下肢에만 국한되는 것이 아니기 때문이다. 증상이 심한 환자 혹은 질환의 초기에는 상지上肢,

즉 팔을 포함한 어깨, 허리 등에도 불편감을 호소하는 경우가 있다. 연구에 따르면 하지불안증후군 환자 중 48.7%가 팔에 불편감이 나타난다고 호소한다고 한다.[1] 이런 이유로 '하지불안증후군'이라는 명칭을 이 질환을 처음 소개한 사람인 토머스 윌리스 Thomas Willis와 칼 에크봄 Karl Ekbom의 이름을 따서 윌리스-에크봄 병 Willis-Ekbom disease 이라고 바꿔야 한다는 주장이 힘을 얻고 있다. 최근에는 이 명칭을 함께 사용하는 추세이다.

02

하지불안증후군의 역사

하지불안증후군이라는 용어가 처음 사용된 때는 1944년으로 스웨덴인 의사 칼 에크봄에 의해서이다.[2] 에크봄은 하지불안증후군이 다리에 표현하기 힘든 불편감을 가져오며 수면을 취하려고 할 때면 불편감이 심해져서 잠들기가 힘들다고 설명했다. 또 하지불안증후군은 임신 중에 심해지고 철분 결핍, 빈혈, 위장 수술(철분 흡수 장애가 생길 수 있음), 비타민 B12 흡수 장애 등을 유발하며 가족력이 있다는 것을 비롯해 아편을 사용해서 치료할 수 있다는 점도 명시했다.

한편, 에크봄보다도 앞서 1672년에 하지불안증후군에 관련해 기술한 사람이 있다. 바로 영국인 의사 토머스 윌리스이다.[3] 윌리스는 하지불안증후군 환자가 잠을 자려고 침대에 누웠을 때 팔과 다리 근육이 수축하는 듯한 불편감을 느끼고 그로 인해 몸을 움직이게 되면서 수면에 방해를 받는다고 언급했다. 윌리스 이후의 여러 학자가 하지불안증후군 상태를 '불안한 상태', '신경 쇠약' 등과 같은 용어로 설명하기도 했다.[4] 그리고 1945년 에크봄에 이르러 '하지불안'이라는 이름을 얻게 된다.

1965년에는 이탈리아 연구그룹에서 수면 중에 주기적으로 다리를 움직이는 현상을 측정하면서 이 같은 현상이 하지불안증후군 환자의 80%에서 나타난다는 것을 보고했다. 1982년에 터키인 의사 아크피나Akpinar는 파킨슨병Parkinson's disease 환자의 치료를 위해서 도파민제dopamine를 사용했을 때 하지불안증후군이 호전된다는 것을 발견하기도 했다. 이후 하지불안증후군에 대한 연구는 더욱 활발해졌고 점차 대중에게도 알려지게 되었다. 하지불안증후군의 원인과 치료법 등에 대한 연구와 진보는 지금도 꾸준히 진행 중이다.

<u>**03**</u>

하지불안증후군에서
나타나는 필수 증상들

하지불안증후군에서 나타나는 증상이 일반 통증과 구분되는 점은 우선 '앉아 있거나 누워 있는 등 활동을 하지 않고 가만히 있을 때 심해진다'는 것이다. 일반적으로 다리를 다쳤거나 퇴행성 질환이 있는 경우에는 움직일 때 증상이 더 심해지고 쉴 때는 줄어든다. '걷거나 다리를 뻗거나 하는 등 움직일 때 증상이 줄어든다'는 점, '낮보다는 저녁이나 밤에 주로 증상이 나타난다'는 점 또한 다르다. 특히 야간에 증상이 심해지는 경향을 보이는 점이 일반적인 통증과 구분된다.

무엇보다 하지불안증후군 증상은 본인의 의지와는 무관하게 나타난다는 특징이 있다. 깨어 있을 때 하지에 불편감이 오면 하지불안증후군 환자들은 다리를 뻗거나 굽히거나 자전거 타는 자세 등을 취해 증상을 줄이고자 한다. 그런데 문제는 잠을 자고 있을 때이다. 수면 중에 자신의 의지와는 무관하게 다리를 반복적으로 움직이는 주기성사지운동증이 나타나는 것이다. 물론 이런 양상은 깨어 있을 때도 나타날 수 있다. 어떤 사람들은 주기적으로 나타나는 사지움직임에 대해 더 큰 불편을 느낀다고 호소하기도 한다. 경우에 따라 주기성사지운동증이 나타나지 않는 하지불안증후군 환자도 있다. 분명한 것은 주기성사지운동증은 수면을 방해한다는 사실이다.

주기성사지운동증

주기성사지운동증은 잠을 자는 중에 혹은 깨어 있거나 잠이 들 무렵, 팔다리를 주기적으로 움직이는 수면질환이다. 이 질환은 깊은 잠을 방해하고 쉽게 잠들지 못하게 한다. 주기성사지운동증은 하지불안증후군 환자의 80%에서 나타나는 증상으로 하지불안증후군과 비슷한 방식으로 치료하므로 같은 계통의 질환으로 본다.

수면장애

하지불안증후군은 밤에, 그리고 가만히 있을 때 증상이 심해지기 때문에 수면활동에 큰 영향을 미친다. 잠들기가 힘들고 자다가 중간에 깨는 경우도 자주 발생한다. 그래서 하지불안증후군은 수면질환에 있어 중요한 증상이며 다른 수면질환과의 관련도 생각하여 진단하고 치료해야 한다. 수면의학에서 하지불안증후군을 다루는 이유가 여기 있다.

연구에 따르면 하지불안증후군 환자들은 일반인보다 1.7~3.5배 정도 더 불면증을 호소한다고 한다. 또 하지불안증후군을 앓고 있는 환자 중 60~90%가 수면장애를 호소하는데, 바로 이런 수면장애 치료를 위해 수면센터를 찾았다가 하지불안증후군으로 진단받게 된다고 한다. 하지불안증후군은 단순히 잠들기 힘든 문제만 있는 것이 아니다. 수면의 연속성과 수면의 전반적인 질도 떨어져 그 영향으로 낮 동안의 졸음, 피로감과 같은 어려움도 함께 겪는다.

정서장애

하지불안증후군 환자들은 수면의 질이 떨어지면서 낮 동안의 생활에 어려움을 겪는다. 질환의 고통을 반복적으로 겪기 때문에 정서적으로도 불안하고 우울해지기 쉽다.

연구에 따르면 하지불안증후군 환자는 일반인보다 우울과 관련한 증상을 겪을 위험이 2.5배 이상 높고 불안장애는 3.5배, 공황장애는 13배, 외상 후 스트레스장애는 3.8배 정도 높다고 한다.

하지불안증후군 증상이 심할수록 불안과 우울 증상도 더 심해지는 것으로 나타났다.

주의력결핍-과잉행동장애 및 기타 질환

하지불안증후군 환자 4명 중 1명에서 주의력결핍-과잉행동장애ADHD가 나타나는 것으로 조사되었다. 그리고 주의력결핍-과잉행동장애 증상을 가진 사람의 12~35%에서 하지불안증후군 증상이 나타날 수 있다고 한다.

한편, 하지불안증후군 환자는 기면증, 편두통, 폐쇄성 폐질환, 말초성 신경병증, 섬유근통증증후군, 심장질환 등에 걸릴 위험성이 높은 것으로 나타났다.

하지불안증후군은
얼마나 흔한 질환인가

유럽과 북미 인구를 대상으로 실시한 연구에 따르면 하지불안증후군은 성인층에서 4~29%의 유병률을 보이며 평균적으로는 14% 내외이다.[5] 소아 청소년층에서는 상대적으로 드물어 10대의 경우 1%, 그보다 더 어린 아동의 경우 0.5%의 유병률을 보인다. 60~70세의 경우에는 나이가 들면서 유병률이 올라간다.

하지불안증후군은 그 증상이 경미한 경우(주 1, 2회만 불편)부터 아주 심한 경우까지 다양하다. 증상이 심해서 적극적인 치료를 해야 하는 환자의 비율은 2~3% 정도이다. 여성이 남성보다 2배 더 많다.

이처럼 하지불안증후군은 흔한 질환이지만 제대로 진단되지 못하는 경향이 높아 진단과 치료가 매우 중요하다.

05

하지불안증후군이
초래하는 사회적 비용

하지불안증후군을 겪고 있으면 생활하는 데 있어 큰 어려움을 초래한다. 강의를 들을 때, 회의에 참석해 가만히 앉아 있어야 할 때, 영화나 공연을 감상할 때, 비행기나 기차 여행을 할 때, 식사를 할 때 등 많은 경우 다리 불편으로 일 또는 생활에 집중하기가 힘들다. 특히 사회생활에 어려움을 줄 수 있다.

필자가 진료한 한 고시준비생은 하지불안증후군으로 인해 책상에 오래 앉아서 공부할 수가 없어 집중이 잘 되지 않는다고 고충을 호소했다. 택시 운전을 하는 한 기사는 하지불편감으로 일을 계속하기가 힘들다고 이야기하기도 했다.

미국에서 시행한 연구에 따르면 하지불안증후군 증상이 심한 사람의 경우 업무효율이 50% 정도 떨어진다고 보고되었다. 증상이 중간 정도인 경우는 20% 정도의 업무효율 저하를 호소했는데, 이는 일주일 중 하루를 일하지 못하는 것과 같다.[6]

이처럼 하지불안증후군으로 인해 발생하는 사회적 비용은 상당하다. 효과적인 치료를 통해 이 같은 손실을 낮춰야 한다.

하지불안증후군은 특히나 야간 수면을 방해한다. 심한 경우 총 수면 시간이 3, 4시간으로 줄어들기도 한다. 하지불안증후군으로 인한 수면 방해는 다른 어느 수면질환 못지않게 심각한데 피로감, 집중력 장애, 우울감, 낮 동안 심한 졸음, 판단력 장애 등의 악영향을 초래하기 때문이다. 실제로 하지불안증후군 환자에게서 우울증, 불안장애 유병률이 더 높게 나타나는 것으로 밝혀졌다.[7] 하지불안증후군 환자의 경우 혈압 상승으로 인한 고혈압, 심혈관 장애 발병의 위험도 커진다.[8]

참고문헌

1　Michaud M · Chabli A · Lavigne G · Montplaisir J, "Arm restlessness in patients with restless legs syndrome", Mov Disord, 2000; 15:289-93.

2　Ekbom KA, "Restless legs, a clinical study, Acta Med Scand supplementum", 1945; 158:1-122.

3　Willis T, "De animae Brutorum", London: Wells and Scott, 1672.

4　Willis T, "Two iscourses Concerning the Soul of Brutes", London England: Dring, Harper and Leigh, 1683.

5　Innes KE · Selfe TK · Agarwal P, "Prevalence of restless legs syndrome in North American and Western European populations: a systematic review", Sleep Med, 2011; 12:623-34.

6　Allen RP · Bharmal M · Calloway M, "Prevalence and disease burden of primary restless legs syndrome: results of a general population survey the United States", Mov Disord, 2011; 26:114-20.
　Stevens MS, "Restless Legs Syndrome/Willis-Ekbom Disease Morbidity: Burden, Quality of Life, Cardiovascular Aspects and Sleep", Sleep Med Clin, 2015; 10:369-73.

7　Winkelmann J · Prager M · Lieb R · Pfister H · Spiegel B · Wittchen HU · Holsboer F · Trenkwalder C · Ströhle A, "Depression and anxiety disorders in patients with restless legs syndrome, Anxietas tibiarum", J Neurol, 2005; 252:67-71.

8　Winkelman JW · Finn L · Young T, "Prevalence and correlates of restless legs syndrome symptoms in the Wisconsin Sleep Cohort", Sleep Med, 2006; 7:545-52.

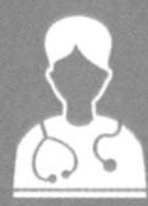

Part 2

원인 편

01

하지불안증후군은 뇌신경의 문제

에크봄이 하지불안증후군에 관해서 기술한 이래로 70여 년 동안 많은 학자가 하지불안증후군의 원인을 찾기 위해서 연구에 매진했다. 그 결과 하지불안증후군이 다리 자체의 문제가 아니라 중추신경계, 즉 뇌의 문제라는 사실이 알려졌다. 하지만 하지불안증후군의 원인이 되는 특정한 뇌 부위를 확인하지는 못했다. 따라서 하지불안증후군은 영상검사로 확인할 수 있을 정도로 뇌의 어느 부분이 변화한 것이 아닌, 기능적인 이상으로 발생하는 것으로 본다.

하지불안증후군이 말초, 즉 다리 자체의 문제가 아니라 뇌의 문제라고 보는 근거는 더 있다. 하지불안증후군 환자는 억제성 신경전달물질인 가바GABA가 시상에서는 상승해 있고, 소뇌에서는 감소해 있다. 이는 갑자기 자신도 모르게 몸을 움직이는 투레트 증후군Tourette syndrome(틱장애), 강박성 운동장애를 앓고 있는 환자의 뇌 상태와 비슷하다.

뇌간(뇌줄기), 망상체, 선조핵과 같이 운동에 관여하는 여러 뇌 신경핵 간의 신호전달에 문제가 있다고 보는 견해도 있다. 이 외에도 고유감각의 장애로 생긴다는 가설이 있다.

하지불안증후군은 다양한 신경전달물질의 불균형 때문에 생기는 것으로 본다. 초기에는 도파민을 투여하는 것으로 증상이 조절되지만 이 상태가 오래가면 균형이 깨어지면서 강화현상augmentation이 발생한다. 신경조절 상태가 요동치면서 증상이 호전됐다가 나빠졌다가 하는 현상을 반복하기도 한다.

하지불안증후군은 깨어 있을 때 시상하부 신경망에서 일어나는 신경전달물질의 급작스러운 변화가 원인이 된다고 보기도 한다. 기저핵과 뇌간 망상체를 연결하는 회로에서 여러 종류의 신경전달물질이 최저치에서 최고치로 급격히 상승하면서 증상이 나타나고 또 심해지는 것이다.

도파민 가설

도파민은 신경세포들이 서로 간에 신호를 전달할 때 사용되는 신경전달물질 중 하나이다. 파킨슨병의 경우 도파민을 생산하는 세포들이 파괴되어 발병하는 것으로 알려져 있다. 하지불안증후군도 도파민 부족과 관련이 있는 것으로 보이지만 그 유형이 다르다. 즉 파킨슨병과 하지불안증후군은 전혀 별개의 질환으로 관련이 없다.

하지불안증후군 환자가 도파민이 분명하게 부족한 상태에 있다는 근거는 없다. 다만, 도파민 농도가 뇌 부위에 따라 또 시간에 따라 달라지면서 하지불안증후군을 발생시키는 것으로 보고 있다. 하지불안증후군은 당뇨, 비만, 갑상선기능항진증, 갑상선기능저하증 등에서 나타나는데, 이런 질환에서 도파민 농도 수준에 변화가 일어나기 때문이다.

한편, 하지불안증후군의 발병이 도파민 농도 수준이 낮기 때문이 아니라 도파민 수용체의 문제 때문이라고 보는 견해도 있다.

철분 부족

어떤 하지불안증후군 환자는 몸속에 저장되어 있는 철분의 양이 정상인에 비해서 부족하다. 게다가 철분이 부족해지면 하지불안증후군 증상이 심해지고, 철분을 보충하면 하지불안증후군 증상이 좋아지는 것으로 나타났다. 이런 점 때문에 몸속 저장 철분량 부족이 하지불안증후군의 원인일 수 있다고 보고 있다.

철분은 뇌 속에서 도파민이 만들어질 때 필요한데, 이 같은 철분이 부족하면 뇌 속에서 도파민이 만들어지는 활동이 제대로 일어나지 않는다. 결국 철분 부족이 도파민 부족으로 이어져 하지불안증후군을 유발한다고 본다. 이런 측면에서 하지불안증후군 환자는 철분을 보충하는 것이 필요하다.

전신적 염증

전신全身적인 염증이 하지불안증후군을 유발한다는 가설도 있다. 몸에 염증이 생길 경우 간에서는 헵시딘 hepcidin 이라는 물질이 생산된다. 이 물질은 철분을 원료로 만들어지는데 염증의 발생으로 철분을 많이 소모하게 되면 페리틴 ferritin 과 같은 저장철이 부족해진다. 그러다 보니 뇌 속으로 전달되는 철분이 줄어들게 되고 그 결과 철분 부족에 의해서 하지불안증후군이 생기게 된다.

바로 이런 점에서 항산화 작용, 항염증 작용을 하는 비타민 C와 E 같은 물질들이 하지불안증후군 치료에 도움이 된다. 염증을 가라앉히는 작용을 하는 소염진통제도 마찬가지로 도움이 된다.

뇌와 척수의 저산소증

심폐질환, 혈관질환이 있을 경우 몸속에서는 산소공급이 원활히 이뤄지지 않는다. 그 영향으로 뇌와 척수에도 산소공급이 잘되지 않아 하지불안증후군이 나타날 수 있다. 하지불안증후군이 가만히 있을 때 더 심해지는 것도 이와 관련이 있다. 움직이면 산소공급이 활발해져 혈액순환이 좋아지므로 증상이 줄어드는 것이다. 실제로 하지불안증후군은 만성폐쇄성폐질환, 천식, 기흉, 기관지확장증과 같은 폐질환에서 흔히 보인다. 협심증, 관상동맥질환과 같이 심장 기능이 떨어져 혈액순환이 잘 되지 않는 경우에도 쉽게 나타난다. 또 하지정맥류를 포함, 하지에 혈액순환이 잘 되지 않아 장애가 생기는 경우에도 하지불안증후군이 잘 나타난다. 이는 달리 말해, 이들 질환을 치료하면 하지불안증후군 증상을 완화시킬 수 있다는 것과 같다.

뇌혈류를 호전시키는 약물들도 하지불안증후군 치료에 도움이 된다.

02

2차성 하지불안증후군을
유발하는 요인들

병이 생기는 특정한 원인을 알 수 없는 경우를 '특발성'이라고 한다. 앞서 살펴본 것처럼 하지불안증후군 환자의 상당수는 그 원인이 특발성이다.

한편, 어떤 원인에 의해서 하지불안증후군이 생기는 경우도 있다. 철분 부족, 임신, 당뇨(참고로 당뇨병이 오래 지속되면 말초신경에 손상이 생겨 감각이 없거나 타는 듯한 느낌, 저린 느낌 등이 나타날 수 있다. 하지불안증후군 증상은 피부보다 깊은 곳에서 주로 불쾌한 느낌으로 나타나며 감각이 떨어지지 않는다는 점에서 당뇨병과 다르다. 한편, 하지불안증후군 환자 4명 중 1명꼴로 통증을 호소하기도 하는데, 이 경우 당뇨병으로 인한 말초신경병증과 하지불안증후군이 혼합되어 있을 가능성이 있다), 만성관절염, 항우울제나 항히스타민제antihistamines 복용, 만성신부전 등의 경우 하지불안증후군이 동반된다. 유전적인 요인으로 하지불안증후군이 생기기도 한다.

03

하지불안증후군을
악화시키는 것

하지불안증후군은 여러 가지 원인에 의해서 증상이 악화될 수 있다. 그 가운데서도 40대 이후의 연령층에서 흔히 발생하며 증상의 정도도 심하다. 특히 노인층에서는 발병 후 5, 6년 내에 증상이 심각하게 악화되기도 한다.

하지불안증후군은
유전될까

하지불안증후군 환자의 가족 중에 같은 질환, 즉 하지불안증후군을 앓고 있는 사람의 비율을 살펴보면 많게는 60% 정도에 이른다고 보고되고 있다. 이렇게 유전되는 비율이 높기 때문에 하지불안증후군은 우성유전방식을 따르는 것으로 보기도 한다.[1]

가족 중에 하지불안증후군 환자가 있는 경우에는 그렇지 않은 경우보다 하지불안증후군이 발생할 위험이 6배 정도 높다고 볼 수 있다. 유전성이 있는 경우에는 그 증상이 45세 이전에 시작되는 경우가 많고, 노년기에 처음 나타난 경우보다 증상이 악화되는 속도가 느린 편이다. 소아하지불안증후군을 진단할 때는 가족력이 있는지가 특히 중요하다.

05

임신하면 하지불안증후군이
심해지는 이유

임신부 5명 가운데 1명 정도에서 하지불안증후군이 나타난다는 연구보고가 있다. 특히 임신 후반기에 잘 나타난다. 임신 전에 하지불안증후군 증상이 있었던 사람이 임신 후에 증상이 더 심해지는 경우도 있으며, 출산을 하면서 하지불안증후군 증상이 줄어들거나 아예 없어지기도 한다. 임신을 계기로 이전에 없던 하지불안증후군이 생겨나 출산 후에도 없어지지 않고 지속되는 경우도 있다. 가족 중에 하지불안증후군 환자가 있는 경우 증상이 더 자주 심하게 나타나기도 한다.

임신 중에 하지불안증후군 증상이 나타나거나 심해지는 것은 철분이나 엽산의 부족 또는 여성호르몬 농도의 변화 때문이거나 임신으로 하지 혈관에 울혈이 생겨서일 수도 있다.

하지불안증후군이
밤에 악화되는 이유

하지불안증후군이 수면장애로 분류되는 가장 중요한 이유 중 하나는 그 증상이 야간에 더 심해지기 때문이다. 움직이지 않을 때 증상이 심해진다는 점도 한몫을 한다. 밤에 잠자리에 누워 다리를 가만히 두면 다리불편감이 심해져 잠들기가 힘들어지는 것이다.

그렇다고 모든 하지불안증후군 환자가 야간에만 다리불편감을 느끼는 것은 아니다. 대개 하지불안증후군이 시작된 지 얼마 되지 않았을 때는 밤에만 증상을 느낀다. 그러다가 질환에 걸린 기간이 길어지고 증상이 심해지면 저녁때도 증상이 나타난다. 증상이 나타나는 시간은 점점 오전으로 당겨지고 그러다 하루 내내 다리불편감을 느끼게 된다. 하루 내내 다리불편감을 느끼는 경우에도 저녁이나 밤에는 증상이 더 심하다. 그래서 하지불안증후군의 치료

약물을 처방할 때는 낮보다는 저녁이나 야간 투약의 양이 일반적으로 더 많다.

우리의 몸 상태는 하루 내내 똑같지 않다. 혈압, 맥박, 체온, 졸음 정도 등이 수시로 바뀐다. 낮과 밤에 큰 차이가 있고 대개 24시간을 주기로 순환적으로 바뀐다. 하지불안증후군 증상이 야간에 심해지는 것 역시 이런 신체 주기와 관련이 있다고 본다. 특히 저녁과 밤에 분비량이 많아지는 멜라토닌melatonin의 영향이 크다고 본다. 실제로 멜라토닌은 하지불안증후군과 관련이 있는 신경전달물질인 도파민을 억제하는 것으로 알려져 있다. 밤이 되면 체온이 떨어지는 것도 하지불안증후군과 무관하지 않다. 이 역시 멜라토닌과 함께 우리 몸이 보이는 신체 주기의 중요한 특징이다.

하지불안증후군 증상이 야간에 심해지는 점은 진단을 내릴 때 중요한 기준이 되며, 질환의 특성을 이해하고 치료법을 개발하는 데도 매우 중요하다.

<u>07</u>

수술 후에 나타나는
하지불안증후군

하지불안증후군 증상은 일반적으로 발병 초기에는 심하지 않다가 시간이 지나면서 서서히 심해지는 양상을 보인다. 그런데 어떤 경우에는 발병 후에 뚜렷한 증상 악화가 없다가 갑자기 증상이 심해지기도 한다. 대표적인 경우가 외상이다. 자동차 사고를 당한 후나 다리를 삔 후 또는 다리나 척추 수술을 받은 후에 하지불안증후군이 갑자기 발병하거나 증상이 심해지는 때가 있다. 외상이나 수술이 증상을 갑자기 악화시키는 원인에 대해서는 명확히 알려지지 않았다. 다만, 외상이나 수술 후에 신경계 감각 역치閾値의 변화가 영향을 미친 것이 아닐까 추정해 볼 수 있다.

혈중 철분 농도가 갑자기 줄어드는 경우에도 하지불안증후군이 발병한다. 임신 중에 모체의 철분이 태아로 옮겨가면서 철분 부족이 심해져 하지불안증후군이 나타나는 것이다. 또 위암으로 위절제술을 받고 난 후에 실혈失血로 인해 저장철의 양이 줄어들고, 위장 절제로 철분 흡수 기전機轉이 제대로 일어나지 않아 하지불안증후군이 나타나고 증상이 심해질 수 있다.

다른 질환의 치료를 위해 약물을 복용하기 시작하면서 하지불안증후군이 나타나기도 한다. 우울증 치료제를 비롯한 정신과 약물 중에는 하지불안증후군을 유발하는 경향이 큰 약물이 있다. 소화제 중에도 도파민 시스템에 영향을 주어 하지불안증후군을 유발하는 약물이 있다.

08

불면증 때문에
하지불안증후군이 심해진다?

잠을 쉽게 들지 못하면 깨어 있는 상태에서 하지불안증후군 증상을 느낄 확률이 높아진다. 하지불안증후군 환자 중에 불면증을 호소하며 이를 치료하기 위해서 내원했다고 이야기하는 환자들이 있다. 이런 불면증 환자의 경우에는 불면증에 대한 약물치료 혹은 불면증 인지행동치료와 같은 비약물치료보다는 하지불안증후군의 양상을 찾아 적절한 치료를 하는 것이 더 중요하다.

하지불안증후군 증상이 심하지 않은 환자들의 경우에는 수면제 성분의 약물을 이용하여 빨리 잠들게 함으로써 하지불안증후군으로 인한 불편과 수면 방해를 줄일 수 있다. 하지불안증후군 치료제가 본격적으로 개발되기 전에는 이와 같은 방법으로 치료하기도 했다.

한편, 하지불안증후군을 치료했음에도 불면 증상이 그대로 남아 있는 경우가 있다. 이때는 불면증과 하지불안증후군이 겹쳐 있었던 상황이므로 불면증에 대한 본격적인 치료가 필요하다.

불면증에 걸리면 수면시간도 짧고 수면의 깊이도 얕다. 당연히 잠을 통한 피로 회복이 제대로 일어나지 않게 된다. 전신 상태가 나빠지면 하지불안증후군은 그 증상이 더 심해지는 경향을 보인다. 따라서 불면 증상을 치료하는 것은 하지불안증후군 증상을 빠르게 호전시키는 데 큰 도움이 된다.

하지불안증후군을
유발할 수 있는 요인들

- 여성(남성에 비해 유병률이 2배나 높음)
- 사회경제적 수준이 낮은 경우
- 전신적인 건강 상태가 좋지 않은 경우
- 임신
- 흡연
- 운동 부족
- 과식으로 인한 비만
- 음주

참고문헌

1   Bonati MT · Ferini-Strambi L · Aridon P · Oldani A · Zucconi M · Casari G, "Autosomal dominant restless legs syndrome maps on chromosome 14q", Brain, 2003; 126:1485-92.

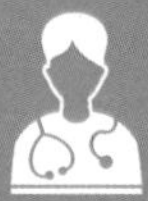

증상과
진단 편

<u>01</u>

하지불안증후군의 중요한 5가지 특징

하지불안증후군을 진단하는 데 있어 환자가 호소하는 증상은 매우 중요하다. 일반적으로 의사는 문진을 통해서 환자가 호소하는 일련의 증상을 확인하는데, 하지불안증후군 증상은 대개 저녁 시간에 더 악화된다. 이를 낮 동안의 진찰을 통해서 바로 확인하기는 힘들다. 그래서 전문의사와 환자 간의 의사소통이 중요하며 객관적인 소견을 확인하는 것도 필요하다.

하지불안증후군을 시사하는 중요한 5가지 특징은 다음과 같다.

첫째, 다리를 움직이고 싶은 충동이 있다.

둘째, 가만히 있을 때 불편감이 심해진다.

셋째, 움직이면 증상이 줄어든다.

넷째, 저녁이나 밤에 증상이 더 악화된다.

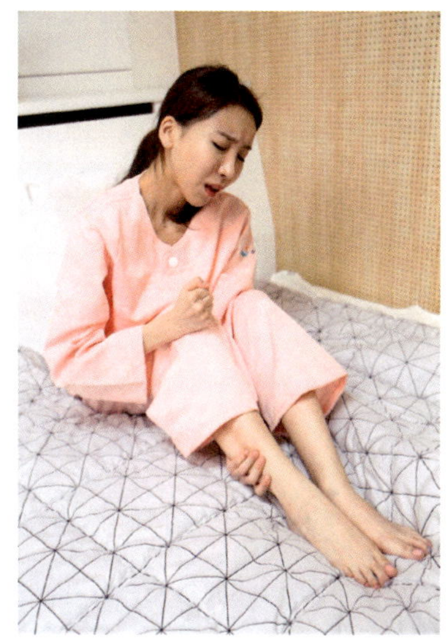

하지불안증후군 증상의 심하기와 표현 정도는
사람마다 다르다.

다섯째, 다른 질환에 의해서 생기는 증상이 아니다.

하나씩 짚어가면서 살펴보자.

다리를 움직이고 싶은 충동이 있다

하지불안증후군 환자들은 '다리를 가만히 두기 힘들다. 움직여야 한다'라고 이야기한다. 불안한 느낌과는 관련이 없다는 것이다. 어느 부분이 특히나 불편한지 손으로 가리킬 수도 있으며, 다리를 움직이고 싶다는 충동과 함께 불편한 혹은 불쾌한 느낌을 호소하기도 한다. 이때의 불편한 느낌은 근육 또는 뼛속에서 느껴진다고 한다. 대개 양쪽 다리 모두에서 이런 느낌이 나타나지만 한쪽만 특히 불편하다고 말하는 사람도 있다. 그리고 증상이 심하게 나타나는 부위가 날마다 바뀌기도 한다. 보통 불편을 느끼는 부분을 주무르거나 문지르면 증상이 줄어든다. 하지불안증후군에서 느껴지는 불편은 일시적인 것이 아니며, 또 특정 자세에서만 나타나는 것도 아니다.

하지불안증후군은 다리에만 나타나는 질환은 아니다. 심한 증상을 가진 환자의 경우에는 팔, 엉덩이, 몸통, 항문 주위 등 다양한 신체 부위에서 나타나기도 한다. 경우에 따라서는 다리에는 불편감이 없고 다른 신체 부위에서만 하지불안증후군이 나타날 수도 있으나 매우 드물다.

하지불안증후군의 불편감은 통증은 아니다. 즉 불쾌한 느낌이지만 아픈 것은 아니라는 것이다. 한편, 심한 하지불안증후군 환자의 경우에는 통증을 호소하기도 한다. 이때의 통증은 근육 경련과는 조금 다르다.

가만히 있을 때 불편감이 심해진다

하지불안증후군은 움직이지 않을 때, 즉 가만히 있을 때 증상이 나타난다는 특징이 있다. 하지불안증후군 환자들은 앉아 있거나 누워 있으면 얼마 지나지 않아 불편감이 나타난다고 이야기한

다. 증상이 얼마나 빨리 나타나는지가 증상의 심한 정도를 말해
주기도 한다. 움직이고 있을 때도 증상이 나타난다면 하지불안증
후군이 아닐 가능성이 높다. 그러나 증상이 아주 심한 하지불안
증후군 환자의 경우에는 서 있거나 몸을 움직이고 나서 얼마 지
나지 않았을 때도 증상을 느낄 수 있다.

가만히 있는다는 것은 운동을 하지 않는다는 것이며 자극이 주
어지지 않는 상황으로 각성도가 떨어진 상태라고도 할 수 있다.
하지불안증후군이 특정 자세로 인해 나타나거나 결정되는 것은
아니지만 누워 있을 때가 바로 앉아 있을 때보다 증상을 더 잘 경
험한다.

한편, 잠드는 데 문제가 없는 환자들은 눕자마자 잠이 들기 때
문에 하지불안증후군 증상을 경험하는 경우가 적다. 이런 환자의
경우에는 하지불안증후군이 별로 문제가 되지 않거나 증상이 없
다고 생각하기도 한다. 그러나 이들도 영화 관람, 기차 여행, 자동
차 운전 등과 같이 장시간 움직임 없이 있어야 하는 상황에서는
낮 동안에도 하지불안증후군 증상이 나타날 수 있다.

하지불안증후군 환자들이 특히 힘들고 두려워하는 것이 같은
자리에 앉아 오랜 시간 있어야 하는 경우이다. 예를 들어 장거리
비행이 그러하다. 이때 하지불안증후군 증상은 처음 1시간 동안
특히 심하다.

움직이면 증상이 줄어든다

하지불안증후군 환자들은 움직이면 증상이 줄어든다는 것을 잘 알고 있다. 움직이는 동안은 불편도 없다. 그래서 증상을 줄이기 위해서 걷거나 다리 굽히기, 뻗기, 두드리기, 흔들기 등 다양한 자세를 취하며 움직이려고 한다. 움직이면 바로 증상이 좋아지기도 하지만 어느 정도 시간이 지난 뒤에 호전을 경험하기도 한다. 하지만 증상이 너무 심한 환자는 움직여도 증상이 충분히 줄어드는 것을 느끼지 못한다. 다른 신체적인 이유로 몸을 움직일 수 없는 환자의 경우 더 심한 어려움을 겪기도 한다.

움직임, 즉 활동에는 신체적인 것만 있는 게 아니다. 정신적으로 활동이 많아지면 하지불안증후군 증상이 줄어들기도 한다. 예를 들어 게임을 하거나 흥미 있는 영화나 TV 프로그램 시청, 대화 등의 정신적 활동 역시 증상을 줄여준다. 마사지, 두드리기, 압박하기, 문지르기와 같은 신체적인 자극도 감각적인 활동을 늘려주는 것으로 증상을 완화시키는 데 도움이 된다.

저녁이나 밤에 증상이 더 악화된다

대부분의 하지불안증후군 환자는 증상이 밤에 심해지거나 밤에만 나타난다고 이야기하지만 심한 환자의 경우에는 낮에도 증상이 나타난다. 하지만 하지불안증후군 증상이 가장 흔히, 또 가장 심하게 나타나는 때는 저녁 시간, 잠을 자려고 시도하는 시간이다. 이로 인해 수면을 방해하는 것은 물론 잠이 들었다가도 증상 때문에 깨게 된다. 바로 이 때문에 하지불안증후군은 수면질환에 해당한다.

하지불안증후군은 움직임이 없을 때 증상이 심해지는데, 이 때문에 대다수 사람의 활동량이 줄어드는 저녁 시간에 증상이 나타나는 것으로 여겨졌다. 그러나 여러 연구 끝에 하지불안증후군 증상은 일주기 리듬diurnal rhythm에 따라 나타나고 또 심해진다는 것이 밝혀졌다. 하지불안증후군은 대개 밤 11시부터 새벽 4시 사이에 증상이 가장 심하고 오전 9시부터 오후 1시까지는 증상이 별로 없다.[1] 이런 패턴은 운동억제검사를 통해서도 확인할 수 있다.

결과적으로 저녁에 증상이 심해지는 것은 단순히 움직임이 없기 때문이 아니라 일주기 리듬에 따라 변화가 동반되기 때문이다. 하지불안증후군 증상은 일주기 리듬상 심부深部체온이 떨어지기 시작하면 나타나고, 심부체온이 상승하기 시작하면 사라진다. 일주기 리듬과 관련된 또 다른 지표는 멜라토닌이다. 멜라토닌 농도가 상승하면 증상이 심해지고, 낮아지면 증상이 줄어든다. 도파민 분비를 억제하는 멜라토닌의 작용과 하지불안증후군 증상의 호전 여부가 서로 관련 있을 것으로 보인다.[2]

다른 질환에 의해서 생기는 증상이 아니다

하지불안증후군과 혼동될 수 있는 질환으로는 심한 불안을 동반하는 불안장애와 정좌불능증akathisia이 있다. 하지불안증후군이 심해지면 불안 증상이 나타날 수 있어 일부 겹치는 부분도 있다. 정좌불능증의 주된 증상은 움직이고 싶고, 가만히 있으면 불안해지는 것이다. 대개는 항정신병약물이나 우울증 치료제를 복용한 후나 퇴행성 뇌질환으로 인해 발생한다. 증상의 원인이 될 수 있는 상황을 가려내는 것이 필요하다.

다리의 통증이나 불쾌한 감각을 동반할 수 있는 질환도 하지불안증후군과 혼동될 수 있다. 이를테면 다리 경련, 류마티스성 관절염, 골관절염, 섬유근통증증후군, 하지정맥류, 당뇨병성 소혈관질환, 당뇨병성 신경병증 등 다양하다. 하지불안증후군이 이들 질환에 의해서 나타나는 증상은 아니어야 한다. 하지불안증후군의 진단에 있어 주의가 필요한 이유이다.

한편, 류마티스성 관절염, 당뇨병성 신경병증 등은 하지불안증후군과 함께 나타날 수 있다.

02

검사를 통한
하지불안증후군의 확진

하지불안증후군을 진단할 때는 환자가 호소하는 증상이 무엇보다 중요한 근거가 된다. 그러나 사람마다 증상을 느끼는 정도가 다르고 표현하는 방식이 달라 환자의 병력만으로 확실한 진단을 내릴 수 없는 경우가 있다. 또 단순히 환자가 어떤 불편을 호소하는 정도가 아닌 객관적인 검사 소견이 필요한 경우가 있다. 이때 적용할 수 있는 검사로는 운동억제검사, 수면다원검사, 활동기록기검사 등이 있다.

먼저 운동억제검사를 시행한다. 운동억제검사는 잠들기 전 30분 이상의 시간 동안 다리를 뻗은 상태에서의 다리불편감 정도와 움직임을 측정하는 검사이다. 그다음으로 하룻밤 동안의 수면을 측정하는 수면다원검사를 시행한다. 검사를 통해서 수면 중에 주기적으로 다리를 움직이는 주기성사지운동증이 있는지를 평가한다. 하지불안증후군 환자의 80%에서 주기성사지운동증이 출현하기 때문이다. 정상인과 하지불안증후군 환자를 대상으로 운동억제검사, 수면다원검사를 시행하면 검사 결과를 토대로 환자와 정상군을 성공적으로 구분할 수 있다.[3]

신체 움직임을 측정할 수 있는 장치를 다리에 착용하여 다리움직임 정도를 평가할 수도 있다. 이 장치를 활동기록기라고 한다.

이 같은 일련의 객관적인 검사는 하지불안증후군 진단을 보다 쉽고 명확하게 해준다. 또한 하지불안증후군 증상이 얼마나 심한지를 알 수 있게 해주며, 치료 과정에서 증상의 호전 정도를 객관적으로 평가할 수 있도록 해주기도 한다.

운동억제검사

운동억제검사 단계는 다음과 같다. 우선 검사 대상자를 침대에 다리를 뻗고 앉게 한 후 불필요한 움직임을 하지 않도록 지시한다. 검사 중에는 TV 시청, 독서, 라디오 청취, 대화하기 등과 같이 주의를 분산시키는 행동은 금한다. 검사가 시작되면 다리에서 나타나는 증상을 5분 혹은 15분 간격으로 증상 척도에 표시하도록 한다. 다리움직임은 다리에 붙인 근전도 혹은 활동기록기를 이용해서 기록한다. 검사 중에 환자가 잠을 자면 안 되므로 수면기사

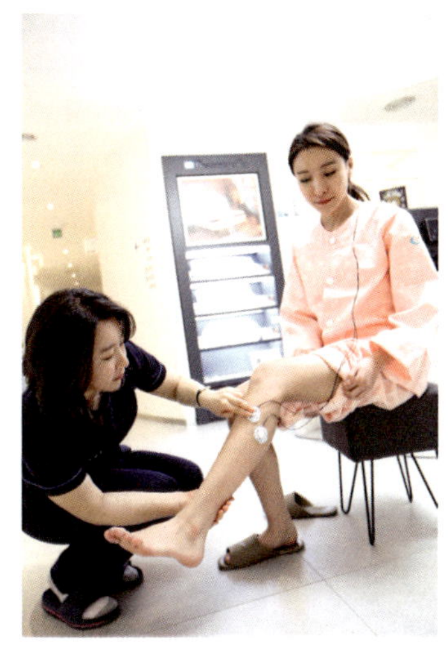 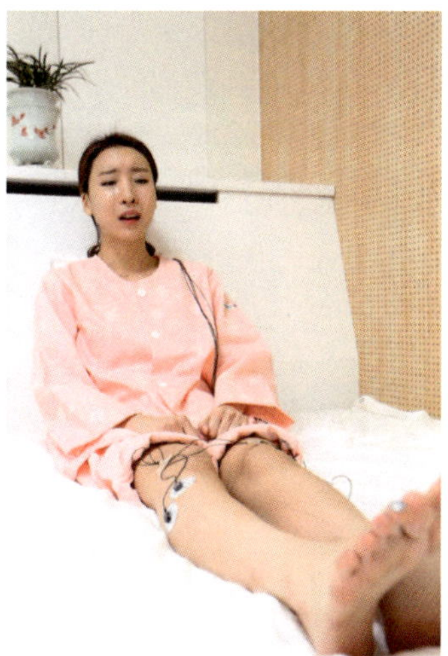

운동억제검사를 위해 센서를 부착하고 있다.　운동억제검사를 시행하는 중이다.

는 수면다원검사 기록기와 관찰을 통해 환자를 살피고 혹시 환자가 잠들게 되면 곧바로 깨워서 검사가 제대로 이뤄지도록 한다. 이 검사를 통해 시간당 다리움직임을 평가한다.

도파민 효현제dopamine agonist를 복용했을 때 증상이 호전되는 경우 하지불안증후군일 가능성은 더 높아진다. 이때 정확한 진단을 위해 운동억제검사가 사용된다. 한 연구에서 하지불안증후군이 의심되지만 명확한 진단기준에는 들어맞지 않는 환자 48명을 대상으로 도파민 전구체前驅體인 레보도파levodopa, L-Dopa 100mg을 투여하고 운동억제검사를 실시한 결과, 증상이 50% 이상 줄어든 환자에게서 최종적으로 하지불안증후군이 진단되었다. 이 검사

에서 진단 민감도는 약 90%, 특이도는 100%였다.[4]

운동억제검사를 시행할 때 도파민을 투여하여 그 반응은 살펴보는 것은 하지불안증후군 진단을 명확히 하기 위해서 사용할 수 있는 방법이다.

수면다원검사를 통한 주기성사지운동증 평가

■ 주기성사지운동증

잠을 자면서 일정한 시간 간격으로 다리를 움직이는 사람들이 있다. 그 움직임이 4번 이상 연속되고 무리를 지어서 나타나는 등의 진단기준을 만족하면 '주기성사지운동증'이라고 부른다. 이 증상은 하지불안증후군 환자에게 잘 나타난다. 이 때문에 다리움직임이 깨어 있을 때 나타나는 것이 '하지불안증후군'이고, 잘 때 나타나는 것이 주기성사지운동증이 아닐까 추정하기도 한다. 주기성사지운동증은 다리뿐 아니라 팔에도 나타날 수 있다. 수면 단계에 따라 그 출현 빈도와 양상이 다를 수 있는데 일반적으로 비-렘수면non-REM sleep에서 많이, 더 규칙적으로 나타나고 렘수면REM sleep에서는 잘 나타나지 않는다. 한편, 수면 중에 주기적인 사지움직임을 보이는 데도 불구하고 특별히 수면 관련 어려움을 호소하지 않는 사람들도 있다.

깊은 잠을 자지 못하고 낮 동안 심한 졸음을 호소하는 사람들을 대상으로 수면다원검사를 실시했을 때 주기적인 사지움직임이 나타나는 경우 주기성사지운동증을 진단할 수 있다. 주기성사지운동증은 수면무호흡증과 같은 다른 질환과 함께 나타날 수도 있다. 주기적으로 사지움직임이 있을 때 교감신경이 흥분하고 심장박동수, 혈압 등이 증가할 수 있는데, 이때 뇌가 잠에서 깨기도 한다. 이런 이유로 하지불안증후군과 주기성사지운동증은 심혈관질환 발병의 위험인자로 지목된다.[5]

주기성사지운동증은 수면다원검사를 통해서 측정되고 진단된다. 수면검사를 위해 검사 전 해당 부위에 전극을 붙이는데 수면 중 움직임이 있으면 이 근전도 전극을 통해서 움직임이 기록된다.

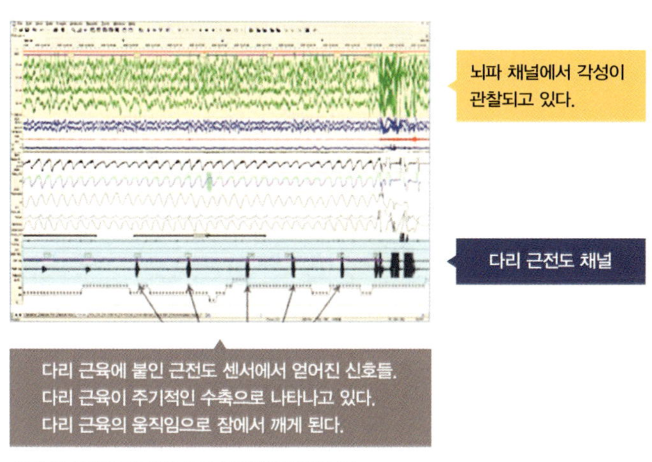

수면 중 근전도 전극을 통해 움직임이 기록된다.

■ 주기성사지운동증의 특징

주기성사지운동증은 하지불안증후군 증상의 일부는 아니다. 하지불안증후군과 무관하게 주기성사지운동증만 있는 경우가 많으며, 수면다원검사를 할 때 우연히 발견되는 경우도 많다. 그러나 하지불안증후군 환자의 80% 정도에서 주기성사지운동증이 관찰되므로 둘 사이에 긴밀한 관련이 있을 것으로 추정한다. 실제로 염색체를 분석한 유전연구에서 두 질환 사이의 관련이 확인되기도 했다.[6]

주기성사지운동증은 노인에게서 더 흔히 발생한다. 대개 40대 이후에 유병률이 증가하는 양상을 보인다.[7]

다른 질환과의 관련성도 높다. 노인에게서 나타나는 렘수면행동장애, 파킨슨병, 다발성경화증 등의 질환에서 주기성사지운동증이 동반되는 경우가 많다. 기면병, 수면무호흡증과 같은 수면질환에서도 동반되는 경우를 관찰할 수 있다.[8]

한편, 주기성사지운동증은 임신 초기나 우울증 치료제를 복용할 때도 나타나는데 그 양상이 하지불안증후군과 비슷하다.

■ 하지불안증후군 진단에 있어 주기성사지운동증의 역할

주기성사지운동증은 하지불안증후군에서만 나타나는 것은 아니다. 그러나 둘 사이의 관련성은 크다. 한 캐나다 연구진은 수면다원검사를 실시하여 주기성사지운동증 횟수와 운동억제검사 결과를 종합했다.[9] 그 결과 정상인과 하지불안증후군 환자를 82%의 민감도와 100%의 특이도로 구분할 수 있었다. 수면다원검사가 하지불안증후군 확진에 도움을 준다고 볼 수 있다.

활동기록기검사

다리 혹은 팔에 착용하여 움직임을 측정하는 활동기록기를 이용하면 잠들기 전 혹은 수면 중에 일어나는 사지움직임(하지불안증후군과 주기성사지운동증)을 기록하고 측정할 수 있다. 활동기록기는 시간대별로 측정이 가능하다. 일주일 이상의 장기간 착용도 가능하여 하루하루 증상의 변화를 기록할 수 있다.[10]

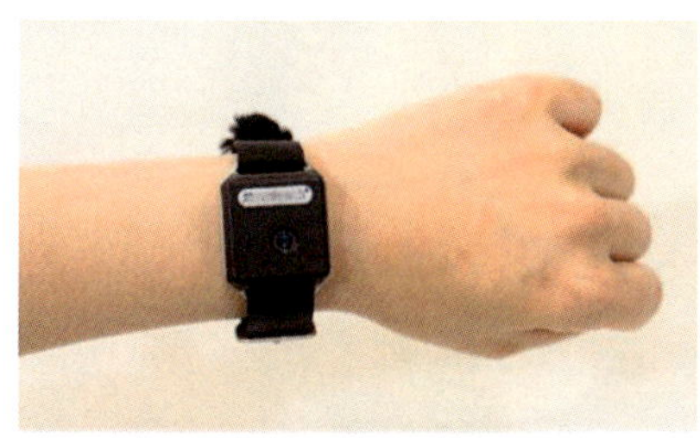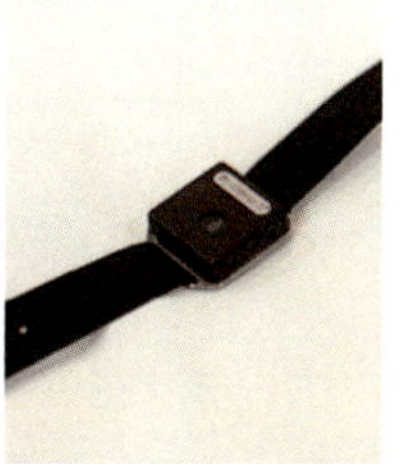

활동기록기는 일주일 이상 장기간 착용도 가능하다.

03

국제하지불안증후군 척도

하지불안증후군 증상의 심한 정도를 평가하기 위해서 10개 문항의 질문에 답하는 평가지를 사용할 수 있다. 국제하지불안증후군 척도이다. 각 질문에는 5개의 보기가 있고 0점부터 4점까지 점수가 매겨진다. 점수 총합이 1~10점 사이인 경우에는 경미한 하지불안증후군, 11~20점 사이인 경우에는 중간 정도의 하지불안증후군, 21~30점 사이인 경우에는 심한 하지불안증후군, 31~40점 사이에 있는 경우에는 매우 심한 하지불안증후군이라고 평가할 수 있다. 이 척도를 이용해서 확진하는 것은 아니며, 다만 하지불안증후군 증상의 심한 정도를 평가하고 치료 반응을 비교하는 데 사용이 가능하다.

국제하지불안증후군 척도 평가지는 부록에 수록되어 있다.

04

감별해야 할
다른 질환들

소아성장통

소아 가운데 하지불편감을 호소하는 경우가 있다. 그런데 소아는 하지불안증후군이 없다고 생각하는 의사들이 있어서 소아의 하지불편감을 성장통으로만 생각하기도 한다. 성장통의 특성을 알면 감별이 쉽다. 성장통은 아동기에 주로 나타나며 '찌르는 듯한 통증'이 주요한 특징이다. 잠들기 전 혹은 자다가 깼을 때 나타날 수 있고 주로 종아리와 허벅지에 나타난다. 통증이 나타나면 더운 찜질, 찬 찜질, 마사지 등이 도움이 된다. '다리를 움직여도 통증이 줄어들지 않는다'는 특징이 있는데, 바로 이 점에서 하지불안증후군과 구분된다.[11]

한편, 하지불안증후군과 성장통이 동시에 나타나는 경우도 있다.

주의력결핍-과잉행동장애

가만히 있지 못하고 움직이려는 경향을 보인다는 점에서 하지불안증후군과 주의력결핍-과잉행동장애는 유사한 면이 있다. 그래서 두 질환을 구분하지 못하는 경우가 발생한다. 주의력결핍-과잉행동장애에서는 과잉행동, 안절부절못하는 증상 등이 나타날 수 있는데, 이런 증상은 하지불안증후군의 수면장애로 인한 수면 부족에서도 나타날 수 있으므로 감별이 필요하다.

두 질환이 함께 있는 경우도 있다. 독일에서 시행한 연구에 따르면 성인 주의력결핍-과잉행동장애에서 하지불안증후군이 동반될 위험이 높은 것으로 나타났다.[12]

소아 주의력결핍-과잉행동장애 환자에게 하지불안증후군이 동반되는 비율은 33.3%에 달했고, 페리틴 수치가 낮은 비율 역시 하지불안증후군과 주의력결핍-과잉행동장애가 동반되는 경우가 그렇지 않은 경우보다 더 높았다.[13]

하지정맥류

하지불안증후군 환자 중에서 하지불편감이 하지정맥류 때문이라는 말을 듣고 이와 관련한 수술을 받았지만 호전되지 않아서 수면센터를 방문하는 경우가 있다. 하지정맥류도 괴로움을 주는 질환이지만 하지불안증후군과는 다르다.

먼저, 하지불안증후군은 다리에만 나타나는 것이 아니다. 팔, 어깨, 허리, 몸통, 심지어 얼굴에서도 증상이 나타난다. 하지에 나타나는 경우도 종아리에만 나타나지 않는다. 발바닥, 발가락 사이, 복숭아뼈, 허벅지 등 하지정맥의 위치와 무관한 부위에서도 나타난다. 그러므로 하지에 국한된 하지정맥류와는 그 양상이 다르다.

또 하지불안증후군은 밤에 더 심해진다. 낮 동안 다리를 많이 움직이지 않아도 저녁 시간부터 증상이 나타난다. 이런 일주기성을 띠는 것이 하지불안증후군의 특징이다. 이 같은 현상은 하지정맥류에서는 나타나지 않는다.

하지불안증후군은 엄밀히 말하면 뇌신경계통의 문제이다. 하지불안증후군 환자의 뇌를 연구한 논문에 따르면 뇌 속의 도파민이라는 신경전달물질을 생산하고 전달하는 시스템의 이상으로 하지 혹은 신체 여러 부위에 이상이 있다고 착각하게 된다고 한다. 이는 하지정맥에 이상이 있는 질환인 하지정맥류와는 무관하다. 이런 이유로 하지불안증후군 치료에 도파민 효현제가 사용된다. 도파민 효현제를 복용하면 하지불안증후군 증상이 호전되지만 도파민 효현제가 하지정맥류 치료에 효과가 있다는 근거는 없다.

마지막으로 하지정맥류의 치료가 하지불안증후군 증상을 호전시킨다는 연구가 발표된 사례는 지금까지 단 두 편이다. 2007년

두 논문이 발표된 후로 9년이 지났지만 후속 연구가 없다. 다른 학자들이 연구를 통해 동일한 결과를 얻지 못했다는 것이다. 두 논문은 모두 하지정맥류 관련 학술지에만 실려 있다. 세계수면학회WASM에서는 하지불안증후군이 하지정맥류와 관련된다는 가설을 받아들이지 않는다. 하지정맥류 증상이 있는 환자들은 그와 관련한 제대로 된 치료를 받는 것이 필요하다.

다리불편감이 특히 밤에 또는 가만히 있을 때 심해지는 양상이 있는 경우에는 하지불안증후군을 우선적으로 의심해 보고 진단을 받아봐야 한다.

허리 병

많은 하지불안증후군 환자가 허리 병으로 다리가 저린 것으로 생각하고 정형외과, 신경외과 등의 진료를 통해 검사를 하고, 수술까지 받기도 한다. 다리가 저린 환자 중에는 실제로 허리 병 환자들도 있다. 그러나 하지불안증후군은 허리 병에 대한 시술, 수술 혹은 약물치료로 호전되지 않는다. 앞서 이야기했듯이 하지불안증후군은 뇌의 문제이지 허리나 다리 자체의 문제는 아니기 때문이다.

05

하지불안증후군 증상을
표현할 수 없는 경우의 진단법

　하지불안증후군 증상은 스스로 하지 혹은 신체 일부분에서 불편감을 느끼는 것이다. 하지만 이런 불편감을 느끼더라도 환자가 그 증상을 말로 표현할 수 없는 경우에는 진단이 어려울 수 있다. 특히나 나이가 많은 노인 혹은 치매 등으로 인해 인지기능이 저하된 사람들을 진단할 때 어려움이 크다. 노인들의 경우 하지불안증후군을 유발할 수 있는 약물들을 흔히 복용하고 있고, 하지불안증후군이 나이가 들면 더 자주 나타나고 심해지는 경향을 보이기 때문에 증상의 진단이 특히 중요하다.

인지기능이 떨어진 노인의 하지불안증후군

진단기준 [NIH(미국 국립보건원) Workshop, 2002]

필수적인 기준(아래 5개 문항이 모두 만족되어야 함)

· 다리를 문지르거나 잡고 있을 때 하지불편감이 있다.

· 다리를 지나치게 많이 움직인다. 예를 들어 걷거나 빨리 움직이는 행동, 침대에서 다리를 차거나 돌아눕는 행동, 자전거 타듯이 다리를 움직이거나 발을 반복적으로 움직이는 행동, 가만히 앉아 있지 못하는 등의 행동을 보인다.

· 쉬거나 가만히 있을 때 다리불편감이 나타나거나 더 심해진다.

· 움직이면 다리불편감이 줄어든다.

· 다리불편감과 지나치게 많은 다리움직임이 저녁이나 낮에만 나타나거나 더 심해진다.

하지불안증후군을 시사하는 기준

· 도파민 약물을 투여했을 때 증상이 줄어든다.

· 가족이나 간병인이 하지불안증후군을 의심케 하는 병력이 있다.

· 부모 형제 중에서 하지불안증후군을 경험한 가족력이 있다.

· 수면다원검사상 주기성사지운동증이 나타난다.

· 잠들기 힘들어한다.

· 낮 동안 심한 졸음을 호소하고 밤에는 잘 자지 못한다.

참고문헌

1 Hening WA · Walters AS · Wagner M · Rosen R · Chen V · Kim S · Shah M · Thai O, "Circadian rhythm of motor restlessness and sensory symptoms in the idiopathic restless legs syndrome", Sleep, 1999; 22:901-12.
Garcia-Borreguero D · Larrosa O · de la Llave Y, "Circadian aspects in the pathophysiology of the restless legs syndrome", Sleep Med, 2002; 3 Suppl: S17-21.
Trenkwalder C · Hening WA · Walters AS · Campbell SS · Rahman K · Chokrovert yS, "Circadian rhythm of periodic limb movements and sensory symptoms of restless legs syndrome", Mov Disord, 1999; 14:102-10.

2 Michaud M · Dumont M · Selmaoui B · Paquet J · Fantini ML · Montplaisir J, "Circadian rhythm of restless legs syndrome: relationship with biological markers", Ann Neurol, 2004; 55:372-80.

3 Montplaisir J · Boucher S · Nicolas A · Lesperance P · Gosselin A · Rompré P · Lavigne G, "Immobilization tests and periodic leg movements in sleep for the diagnosis of restless leg syndrome", Mov Disord, 1998; 13:324-9.

4 Stiasny-Kolster K · Kohnen R · Möller JC · Trenkwalder C · Oertel WH, "Validation of the "L-DOPA test" for diagnosis of restless legs syndrome", Mov Disord, 2006; 21:1333-9.

5 Walters AS · Rye DB, "Review of the relationship of restless legs syndrome and periodic limb movements in sleep to hypertension, heart disease, and stroke", Sleep, 2009; 32:589-97, Review.

6 Bonati MT · Ferini-Strambi L · Aridon P · Oldani A · Zucconi M · Casari G, "Autosomal dominant restless legs syndrome maps on chromosome 14q", Brain, 2003; 126:1485-92.

7 Bonati MT · Ferini-Strambi L · Aridon P · Oldani A · Zucconi M · Casari G, "Autosomal dominant restless legs syndrome maps on chromosome 14q", Brain, 2003; 126:1485-92.

8 Bonati MT · Ferini-Strambi L · Aridon P · Oldani A · Zucconi M · Casari G,

"Autosomal dominant restless legs syndrome maps on chromosome 14q", Brain, 2003; 126:1485-92.

9 Bonati MT · Ferini-Strambi L · Aridon P · Oldani A · Zucconi M · Casari G, "Autosomal dominant restless legs syndrome maps on chromosome 14q", Brain, 2003; 126:1485-92.

10 Sforza E · Haba-Rubio J, "Night-to-night variability in periodic leg movements in patients with restless legs syndrome", Sleep Med, 2005; 6:259-67.

11 Walters AS · Gabelia D · Frauscher B, "Restless legs syndrome (Willis-Ekbom disease) and growing pains: are they the same thing? A side-by-side comparison of the diagnostic criteria for both and recommendations for future research", Sleep Med, 2013; 14:1247-52.

12 Roy M · de Zwaan M · Tuin I · Philipsen A · Brähler E · Müller A, "Association Between Restless Legs Syndrome and Adult ADHD in a German Community-Based Sample", J Atten Disord, 2015.

13 Oner P · Dirik EB · Taner Y · Caykoylu A · Anlar O, "Association between low serum ferritin and restless legs syndrome in patients with attention deficithyperactivity disorder", Tohoku J Exp Med, 2007; 213:269-76.

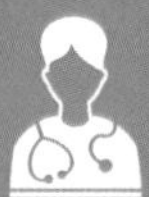

질환의
영향

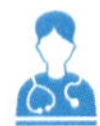

하지불안증후군은 드물지 않은 질환이다. 그럼에도 하지불안증후군을 앓고 있는 환자 자신이나 그 환자를 진료하는 의사들이 이 질환에 대해서 잘 모르고 있는 경우가 많아서 제대로 치료를 받지 못하고 있다. 어떤 환자는 하지불안증후군으로 인한 불편과 고통이 너무 커서 '다리를 잘라 버리고 싶다'고까지 말하기도 한다. 하지불안증후군은 증상이 심하게 나타나는 밤 동안만의 문제가 아니며 그다음 날 낮 동안에 피로감을 느끼게 하고 집중력을 떨어뜨리는 문제까지 야기한다.

01

하지불안증후군으로 인한
수면 부족

하지불안증후군 환자 중 20% 내외가 만성적인 수면 부족에 시달리며 대체로 하루에 4, 5시간 정도 잠을 잔다. 절반 이상의 환자들이 잠이 들기까지 30분 이상이 걸린다고 말하는데, 이는 불면증 진단기준에 맞는 수준이다. 수면 부족은 낮 동안의 집중력 저하와 활동능력 저하로 이어진다. 이로 인해 업무에 집중할 수 없다고 고충을 토로하는 하지불안증후군 환자가 33.8%에 이른다. 이는 일반인구의 4.2%에 비해 상당히 높은 수준이다.[1]

하지불안증후군 환자의 88%가 통증과 불편을 느끼고, 76%는 수면에 어려움을 느낀다고 한다. 증상은 하루 밤 동안 2, 3회 정도 나타나고, 증상의 정도가 중간 이상인 경우에 특히 삶의 질이 많이 떨어지는 것으로 보고되었다.

02

하지불안증후군으로 인한 기분 변동

하지불안증후군은 정신적인 상태, 즉 기분에까지 영향을 미친다. 하지불안증후군으로 인한 불편으로 불안장애, 자살사고, 우울감 등을 흔히 느끼는 것으로 나타났다.[2]

하지불안증후군 환자와 당뇨, 우울증 같은 다른 만성질환 환자들의 삶의 질을 비교한 연구에서 하지불안증후군 환자의 삶의 질이 당뇨, 우울증 환자와 비슷하게 낮았다.[3]

<u>03</u>

하지불안증후군으로 인한 기억력 저하

연구에 따르면 하지불안증후군 환자들은 인지기능 저하를 보이며, 특히 우울증과 기억력 저하 현상이 두드러지는 것으로 보고되었다.[4]

또 하지불안증후군 환자들이 야간에 자주 깨는 양상을 보이기 때문에 함께 자는 배우자의 수면의 질이 떨어지고, 불면증과 같은 수면장애가 발생하여 수면 부족이 생기면서 기억력 저하의 원인이 된다.

하지불안증후군으로 인한 합병증: 고혈압, 뇌졸중, 심장질환

하지불안증후군과 그에 흔히 동반되는 주기성사지운동증이 있을 경우 그때마다 심박 수와 혈압이 상승한다는 소견이 있다. 하지불안증후군이 있을 때 나타나는 교감신경계 항진亢進이 낮 동안 고혈압과 뇌졸중을 유발할 수 있다는 것이다. 또한 하지불안증후군에 동반되는 혈압 상승이 죽상동맥경화증을 유발할 수 있다. 하지불안증후군에 동반되는 신부전, 당뇨, 철분 결핍, 수면 부족 등이 심장질환과 뇌졸중과 관련될 가능성도 있다.[5]

하지불안증후군이 있을 경우 당뇨, 고혈압, 비만, 지질 이상과 같은 다양한 심혈관질환이 발생할 위험이 높아진다는 연구도 있다.[6]

이 밖에 관상동맥질환의 위험도는 2배, 심혈관질환의 상대 위험도도 2배 정도 높아지는 것으로 나타났다.[7]

참고문헌

1 Hening W · Walters AS · Allen RP · Montplaisir J · Myers A · Ferini-Strambi L, "Impact, diagnosis and treatment of restless legs syndrome(RLS) in a primary care population: the REST (RLS epidemiology, symptoms, and treatment) primary care study", Sleep Med, 2004; 5:237-46.

2 McCrink L · Allen RP · Wolowacz S · Sherrill B · Connolly M · Kirsch J, "Predictors of health-related quality of life in sufferers with restless legs syndrome: a multi-national study", Sleep Med, 2007; 8:73-83.

3 Kirsch J · Abertz L · Allen R et al, "The impact of restless legs syndrome(RLS) on Quality of life(QoL)", Eur J Neurol, 2002; 9-198.

4 Pearson VE · Allen RP · Dean T · Gamaldo CE · Lesage SR · Earley CJ, "Cognitive deficits associated with restless legs syndrome(RLS)", Sleep Med, 2006; 7:25-30.

5 Walters AS · Rye DB, "Review of the relationship of restless legs syndrome and periodic limb movements in sleep to hypertension, heart disease, and stroke", Sleep, 2009; 32:589-597.

6 Winkelman JW · Shahar E · Sharief I · Gottlieb DJ, "Association of restless legs syndrome and cardiovascular disease in the Sleep Heart Health Study", Neurol, 2008; 70:35-42.

7 LI Y · Walters A · Chiuve SE · Rimm EB · Winkelman JW · Gao X, "Prospective study of restless legs syndrome and coronary heart disease among women", Circulation, 2012; 126:1689-1694.

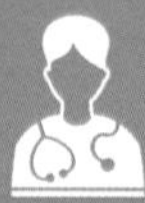

Part 5

치료 편

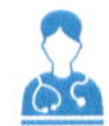

하지불안증후군으로 어려움을 겪고 치료를 받는 것은 좋은 일이 아니다. 그렇지만 하지불안증후군의 치료 전망은 매우 밝은 편이다. 하지불안증후군은 상당히 흔한 질환으로 전 세계에 많은 환자가 있기 때문에 그 치료법에 대한 연구와 개발이 활발히 진행 중이다. 하지불안증후군에 대한 치료법을 개발하는 것은 제약회사의 입장에서도 상당히 매력적인 일이다.

치료의 시작과
치료적 접근 원칙

하지불안증후군은 사람마다 그 증상이 다양하게 나타난다. 매일 증상이 나타나는 사람도 있지만 거의 몇 주일에 한 번 정도 나타나거나 일주일에 3, 4일만 나타나는 사람도 있다. 증상의 출현 빈도가 드문 경우에는 하지불안증후군이 가볍다고 볼 수 있다. 치료를 시작하는 시점은 환자의 증상에 따라 빨라질 수도 늦어질 수도 있다.

증상이 경미한 경우에는 먼저 비약물적인 노력을 통해 상당히 효과를 볼 수 있다. 하지만 비약물치료로 증상 조절이 온전히 되지 않는다면 약물치료를 고려해 볼 수 있다. 다양한 약물이 있으며 환자가 보이는 증상의 특성을 감안하여 선택하게 된다. 증상을 조절하는 데 약물이 얼마나 효과적인지도 중요하지만 그로 인한 부작용도 고려해야 한다. 효과적인 약물이라도 감당하기 힘든 부작용이 나타난다면 그 약물을 계속 고집하기는 힘들다. 증상의 심한 정도에 따라 여러 가지 약물을 섞어서 써야 하기도 하는데 때에 따라서는 이 같은 접근법이 더 효과를 보인다.

02

하지불안증후군
약물치료

아래에 제시된 약물들은 하지불안증후군 치료에 사용되는 것들이다. <u>환자 스스로 이들 약물을 선택해서 복용해서는 안 된다. 반드시 의사의 처방에 따라야 한다.</u> 하지불안증후군 환자는 본인이 어떤 약물을 복용하고 있고 그 약물이 하지불안증후군 치료에 있어 어떻게 사용되고 처방되는지 알 필요가 있다.

도파민 전구체(레보도파)

뇌 속의 도파민 수준을 높이기 위해 사용되는 약물이 도파민 작용제이다. 도파민 전구체는 우리 몸속에서 도파민으로 전환되는 물질로 이 도파민 전구체, 즉 레보도파는 우리 몸에 들어가면 빨리 분해되어 이를 막기 위해서 카르비도파carbidopa라는 물질과 결합된 형태로 사용된다. 하지불안증후군 치료 초기에는 이 물질을 치료제로 사용했다. 약물의 효과가 30~60분 만에 나타나고 효과도 좋다는 장점이 있다.

그러나 코막힘, 오심, 졸음, 정신착란과 같은 부작용이 나타난다. 약물이 몸에서 빨리 분해되어 복용한 후 3, 4시간이 지나면 증상을 잘 조절하지 못하기 때문이다. 이로 인해 증상이 갑자기 나타나서 한밤에 깨게 되는 반동현상이 거의 80% 환자에서 출현한다. 또 장기간 복용할 경우 증상이 나타나는 시점이 더 빨라지고 심해지는 강화현상이 나타나기 때문에 더 이상 1차 약으로 선택되지 않고 있다. 특히 레보도파를 200mg 이상 복용할 때 이런 현상이 더 잘 나타나기 때문에 약물 용량 조절에 신중을 기해야 한다.

도파민제의 중요하고도 심각한 부작용 중 하나가 '갑작스러운 졸음sleep attack'이다. 일상생활에서 이런 현상이 나타나면 사고 위험이 높아진다. 많은 용량을 한 번에 복용할 때 잘 나타난다. 하지만 하지불안증후군 치료에 사용되는 용량은 그다지 높지 않기 때문에 이 같은 위험은 상대적으로 적다.

도파민 효현제

도파민 효현제는 도파민과 구조적으로 유사하며 도파민 수용체에 바로 작용하여 효과를 나타내는 약물이지만 도파민 자체는 아니다. 이 약물은 레보도파와 같은 도파민 전구체에 비해서 반동현상이나 강화현상이 잘 나타나지 않는다는 장점이 있다.

일반적으로 복용 후 효과가 나타날 때까지 1, 2시간 정도가 소요된다. 그래서 증상이 나타나는 시점을 예상하고 미리 복용해야 한다. 낮 동안 가만히 앉아 있어야 하는 상황(비행기 탑승, 영화 감상 등)에서 특히 효과적이다. 도파민 전구체와 달리 갑작스러운 졸음과 같은 부작용은 나타나지 않는다.

대부분의 도파민 효현제는 오심, 저혈압, 어지럼증, 두통, 코막힘, 피로, 드물게 환각과 같은 부작용을 유발한다. 약물을 천천히 증량하면 이런 부작용을 피할 수 있다. 또 음식과 함께 약물을 복용하면 오심을 줄일 수 있다. 대개 1, 2주 정도의 적응 기간이 지나면 부작용은 저절로 줄어들거나 완전히 없어진다.

■ 프라미펙솔

프라미펙솔pramipexole은 비맥각성non-ergot 도파민 효현제로 하지불안증후군 치료에 가장 먼저 도입된 약물이다. 반감기half life가 8~12시간 정도로 긴 편이라 한 번 복용하면 하룻밤 동안 작용하면서 증상을 조절할 수 있다. 대개 증상이 나타나기 1~3시간 전에 복용한다. 처음에는 최소량으로 복용하고 증상 조절 양상에 따라 5~7일 간격으로 약물을 늘릴 수 있다. 이 약물 역시 강화현

상을 유발할 수 있으며 그 비율은 15~30% 내외로 레보도파보다
는 낮은 편이다.

약물 부작용으로 낮 동안 졸음이 나타날 수 있으므로 유의해야
한다. 1.5mg 이상의 고용량을 복용했을 때 주로 나타나지만 이렇
게 복용하는 경우는 드물다. 경우에 따라 불면 증상을 호소하는
사람도 있다.

■ 로피니롤

로피니롤ropinirole도 프라미펙솔과 같은 비맥각성 도파민 효현
제이다. 이 약물의 반감기는 6시간 정도로 프라미펙솔보다 약간
짧다. 잠자리에 들기 1~3시간 전에 복용하며 처음에는 최소량을
복용하다가 증상 조절 양상에 따라 증량할 수 있다. 졸음이 나타
날 수 있고 강화현상도 나타난다.

벤조디아제핀계 약물

벤조디아제핀계benzodiazepine 약물은 수면제이다. 이 약물 자체
가 하지불안증후군 증상을 완화시키지는 않는다. 하지불안증후
군 증상이 심하지 않고 잠들 무렵에만 나타나서 잠드는 것을 방
해하는 경우에 '빨리 잠들게' 해서 하지불안증후군으로 인한 수
면 방해를 최소화하는 것이 목적이다. 증상이 경미하고 3, 4일에

한 번씩 나타나는 경우에 효과적일 수 있다.

어떤 환자의 경우에는 벤조디아제핀계 약물이 하지불안증후군 증상 자체를 완전히 없애주기도 한다. 하지만 그 작용 방식은 확실하지 않다. 다만, 벤조디아제핀계 약물이 불안을 줄여주는 효과가 있고 이런 특성이 하지불안증후군 증상 조절에 도움이 될 수 있다고 해석한다.

벤조디아제핀계 약물 중 상당수는 한 번 복용하면 우리 몸에 상당히 긴 시간 동안(20시간 이상) 남아 있다. 이로 인해 밤에 자기 전에 복용한 약물이 아침 혹은 낮에 활동할 때도 영향을 미친다. 졸음, 집중력 저하, 피로, 멍한 느낌, 기억력 저하 등의 문제가 나타난다.

따라서 복용 후 비교적 빠른 시간 내에 우리 몸에서 배출되는 약물(반감기가 짧은 약물)을 이용하는 것이 도움이 된다. 졸피뎀 zolpidem과 같은 수면제는 벤조디아제핀계 약물과는 약간 다른 구조를 가지는 것으로 수면을 유도하는 효과가 있고, 우리 몸에 오래 머물지 않기 때문에 증상이 약한 하지불안증후군 환자를 간헐적으로 치료하는 데 도움이 될 수 있다.

아편계 약물

아편계 약물은 아편과 관련된 화합물에서 만들어진 진통제이다. 마약으로 간주되기도 한다. 이 약물들은 전통적으로 수백 년 동안 통증을 조절하는 데 사용되었다. 옥시코돈oxycodone, 프로폭시펜propoxyphene과 같은 아편계 약물들이 하지불안증후군과 주기성사지운동증을 조절하는 데 효과적이다.[1] 아편계 약물은 의존성과 오남용의 가능성이 있기 때문에 주의해서 사용해야 한다.

아편계 약물이 어떤 방식으로 하지불안증후군 증상을 경감시키는지는 명확하지 않다. 이들 약물이 뇌 속에 있는 아편계 통증 수용체에 작용함으로써 간접적으로 도파민 체계에 영향을 주는 것으로 이해하고 있다.

아편계 약물의 효과는 즉각적으로 나타나며 증상을 극적으로 줄여주기 때문에 환자들이 선호한다. 다른 약물들처럼 낮에 갑자기 졸리는 부작용이 없기 때문에 낮 동안의 불편을 줄이는 데도 효과적이다.

아편계 약물은 오심, 어지럼증, 몸이 처지는 느낌, 변비와 같은 부작용을 유발할 수 있다. 하지불안증후군 치료에 사용되는 약물은 소량이므로 이런 부작용은 상대적으로 적은 편이다.

트라마돌

어떤 사람들은 아편계 약물에 알레르기가 있어 이들 약물을 복용할 수 없다. 이때 선택할 수 있는 약물이 트라마돌tramadol이

다. 아편계 약물은 아니지만 아편계 약물과 유사한 특성을 보인
다. 트라마돌은 아편계 수용체에 결합하는데 모르핀morphine이나
코데인codeine에 비해 결합능력이 매우 약하다. 하지불안증후군
증상 조절을 위해서 트라마돌을 사용할 때는 매우 적은 용량에
서부터 시작한다.

트라마돌의 부작용은 아편계 약물보다 훨씬 약하다. 대개 오심,
어지럼증, 피로, 변비 등이다. 의존성도 잘 생기지 않는 편이다.

항경련제

경련 치료 약물 중에 하지불안증후군 치료에 효과적인 약물이
있다. 바로 가바펜틴gabapentin, 카르바마제핀carbamazepine과 같은 약
물들이다. 이들 약물은 특히 통증이 두드러지거나 강화현상이 생
겨서 더 이상 도파민 효현제를 사용하기 힘들 때 복용하면 효과
적이다. 22명의 하지불안증후군 환자를 대상으로 가바펜틴을 투
여한 결과 하지불안증후군에 동반되는 주기성사지운동증이 줄어
드는 것이 확인되었다.[2] 그리고 174명의 하지불안증후군 환자를
대상으로 카르바마제핀을 투여한 결과 상당한 증상 호전이 있었
다.[3] 또 옥스카르바제핀oxcarbazepine을 이용하여 세 가지 케이스의
난치성 하지불안증후군을 치료했다는 보고도 있다.[4]

항경련제 중 하나인 라모트리진lamotrigine이 하지불안증후군 치

료에 시도되기도 했다.

아드레날린성 약물

노르아드레날린noradrenalin 활성을 억제하는 클로니딘clonidine과 같은 약물(0.15~0.9mg/day)[5]이 하지불안증후군 환자 10명 중 7명에서 효과적이었으며, 특히 수면 리듬이 지연되어 있는 형태로 불면 증상을 호소하는 환자에게 효과적이었다. 그리고 프로프라놀롤propranolol이 1차성 혹은 2차성 하지불안증후군에 효과적인 것으로 나타났다.[6]

이들 약물에서는 우울증, 불면증, 급격한 혈압 상승과 같은 부작용이 나타날 수 있으므로 유의해야 한다.

철분 치료

우리 몸에는 철분이 페리틴으로 저장된다. 페리틴이 50 이하일 경우에는 철분을 보충하는 치료가 필요하다(페리틴 정상치는 나라마다 조금씩 다르게 설정되어 있고, 빈혈 환자 진료기준에서는 이보다 더 범위가 넓다. 최근에는 하지불안증후군 환자의 경우 페리틴을 75 이상 유지해야 한다는 연구가 있었다).

철분 보충 치료를 받는 경우에는 장기간의 치료로 인해 철분량이 과잉되지 않도록 수시로 모니터링해야 한다. 정맥주사를 통해 철분을 공급한 이후 하지불안증후군 증상이 크게 호전되었다는 연구가 있다.

이런 연구는 혈중 철분 수치가 낮을 경우에 하지불안증후군 증상이 심하다는 점에서 착안되었다. 노드랜더 Nordlander 등이 처음으로 이런 시도를 했는데, 하지불안증후군 환자에게 정맥주사로 철분을 공급하자 하지불안증후군 증상이 완전히 없어졌다고 보고했다.[7] 얼레이 Earley 등은 1000mg의 철분을 정맥으로 공급한 결과 하지불안증후군 환자 10명 중 6명에서 하지불안증후군 증상이 최소 2달에서부터 최장 4년까지 완전히 조절된 것을 확인했다.[8]

여러 병원이 참여한 연구에서는 46명의 하지불안증후군 환자가 어떤 약물도 복용하지 않은 상태에서 500mg, 1000mg의 철분을 주사제 형태로 공급받고 이후 24주일간 증상 호전 정도를 평가했다. 그 결과 철분제 주사를 맞았던 환자는 비교군에 비해서 하지불안증후군 증상이 현저히 개선되었고 삶의 질도 호전되었다. 특별한 부작용은 보고되지 않았다.[9]

한편, 주사제가 아닌 약물 형태로 철분을 섭취한 경우에는 하지불안증후군 증상 조절에 큰 도움이 되지 않았다. 황산철 325mg을 섭취해도 증상에는 아무런 변화가 없었다는 연구가 있다.[10]

먹어서 철분 보충하기:
철분의 종류와 흡수율

우리 몸이 섭취할 수 있는 철분의 형태는 크게 두 가지이다. 헴heme이라는 단백질 분자와 결합되어 있는 헴철heme iron과, 그렇지 않은 비헴철nonheme iron이 있다. 비헴철은 전해질의 형태로 액체에 녹아 있다.

우리 몸이 비헴철을 흡수하는 과정은 이렇다. 장 속의 액체에 비헴철, 즉 이온화된 철이 녹아 있으면 이것이 장관벽을 뚫고 삼투압 작용에 따라 장 속으로 흡수된다. 그런데 이때 장 속에 다른 물질(폴리페놀 polyphenol 등)이 있으면 비헴철의 흡수는 지연되기 쉽다. 그래서 비헴철은 우리가 섭취하는 다양한 음식에 포함되어 있지만(많게는 40%까지) 흡수율은 좋지 않다.

다음으로 헴철은 그 자체로도 장점막을 통해서 쉽게 흡수된다. 헴이라는 분자의 모양 자체가 장점막이 인식하기 좋게 만들어져 있어 흡수율이 좋다. 그런데 헴철은 우리가 섭취하는 음식 중에 10% 정도만 포함되어 있어 그 양이 적은 편이다.

식이食餌를 통해서 자연스럽게 철 흡수를 좋게 하려면 헴철이 풍부한 음식을 많이 먹는 것이 좋다. 헴철은 동물성 단백질에 많이 포함되어 있다. 물론 콩, 브로콜리, 시금치 등 대부분의 식물성 단백질에도 철분이 있다. 그런데 이들은 비헴철의 형태로 존재하며 식물 자체가 폴리페놀과 같은 성분을 많이 포함하고 있어 이 성분들이 철분과 결합되어 철분이 장점막을 통해 흡수되는 것을 방해하기 때문에 흡수율이 떨어진다. 헴철의 경우에는 이런 흡수 방해가 덜하다.

03

하지불안증후군
비약물치료

하지불안증후군은 약물을 이용해서 치료할 수 있지만 약물 복용으로 인한 부작용과 약물 부작용을 기피하는 사람이 있으므로 비약물치료가 필요하며 또 반드시 고려해야 한다.

수면위생을 지키고 낮 동안 일정 조절하기

하지불안증후군 증상은 일주기 리듬의 영향을 받기 때문에 자정 무렵에 가장 심하고 새벽 4시경에 호전되는 경향을 보인다. 잠드는 시간이 빠른 사람은 잠이 들려고 할 때 하지불안증후군 증상으로 수면 방해를 심하게 받는다. 따라서 잠드는 시간을 늦추는 것이 증상을 피하는 방법이다.

낮에는 증상이 상대적으로 덜하거나 없기 때문에 한 자세로 오

랫동안 있어야 하는 일, 예를 들어 영화 관람, 기차 여행 등은 낮
에 하도록 일정을 조정하는 것도 증상의 영향을 덜 받는 방법 중
하나이다.

무엇보다 충분한 수면을 취하는 것이 중요하다. 잠을 못 자거
나 피로가 겹치면 주기성사지운동증과 하지불안증후군이 더 심
해진다. 수면이 부족해지지 않도록 수면-각성 리듬을 잘 유지하
는 것이 필요하다.

호르몬의 영향

여성 중에는 생리 직전에 하지불안증후군 증상이 심해지고 생
리가 끝나면 증상이 줄어드는 것을 경험하는 경우가 있다. 또 폐
경 이후 하지불안증후군 증상이 극히 심해지거나 반대로 없어지
는 경험을 하기도 한다.

여성에 따라서 피임약을 복용하는 일정을 바꿔서 증상을 조절
하기도 한다.

불안과 스트레스

불안해지거나 스트레스를 심하게 받을 때 하지불안증후군 증
상은 심해진다. 따라서 불안 증상에 대한 적극적인 치료가 필요
하다. 항불안제 처방, 불안 증상에 대한 상담, 스트레스 관리법 배

우기, 스트레스 피하기 등이 불안과 스트레스로 인한 하지불안증후군 증상 악화를 막는 데 도움이 된다.

걷기, 집중하기, 스트레칭 등

하지불안증후군 증상이 있을 때 걷는 등 다리를 움직이면 바로 증상이 줄어든다. 그러나 움직일 수 없는 상황이 있다. 이럴 때는 다리를 움직이지 않더라도 정신을 집중하는 어떤 일을 하면 증상이 줄어든다. 예를 들어 악기 연주, 비디오 게임, 독서, 낱말맞추기 등 무언가에 집중을 하면 증상이 줄어든다고 한다. 다리를 뻗거나 하는 행동도 증상을 완화시키는 데 도움이 되므로 스트레칭 등을 배워두고 수시로 시행하는 것이 좋다. 종아리나 허벅지 근육을 긴장시키는 것도 좋고 발끝으로 서거나 허리를 굽히는 것도 효과적이다.

단, 운동은 적당히 해야 한다. 격한 운동은 증상을 더 악화시킨다.

다리에 대한 물리치료

하지불안증후군 증상을 느낄 때 많은 사람이 다리를 문지르거나 주무른다. 일시적으로 불편이 줄어들기 때문이다. 진동을 주는 장치를 이용하기도 한다. 다리를 싸거나 밴드로 묶는 것도 효과적일 수 있다.

다리를 더운물로 찜질하거나 뜨거운 수건으로 감싸는 것도 도움이 된다. 대부분은 더운 것을 선호하지만 어떤 사람은 차게 해 주는 것을 더 효과적으로 느끼기도 한다.

영양분: 피할 것과 보충할 것

충분한 영양을 보충하는 것이 하지불안증후군 증상을 줄이는 데 도움이 된다. 어떤 사람들은 아이스크림을 먹으면 하지불안증후군 증상이 악화된다고 하며, 또 다른 사람들은 탄수화물을 적게 섭취하고 글루텐gluten(흰 밀가루)이 없는 식사를 하면 증상이 줄어든다고 한다. 염증을 억제하는 비타민 C, E는 하지불안증후군 증상을 완화시키는 데 도움이 된다.

카페인

카페인을 함유하고 있는 약물, 음료, 음식을 완전히 끊었을 때 하지불안증후군 증상이 없어졌다는 보고가 있다. 카페인을 금한 지 수일 혹은 수주 만에 하지불안증후군 증상이 빠르게 없어졌다고 한다. 다시 카페인을 섭취하면서 하지불안증후군 증상이 재출현했다는 보고 또한 있다. 이를 통해 카페인이 하지불안증후군 증상을 유발 혹은 악화시킨다고 추정할 수 있다. 카페인은 우리가 섭취하는 음식에 광범위하게 포함되어 있기 때문에 카페인의 영향에서 완전히 벗어나기는 쉽지 않다. 두통약, 통증치료제에도 카페인이 포함되어 있다.

알코올

하지불안증후군에 대한 알코올의 영향은 두 가지 측면에서 생각할 수 있다. 첫째, 알코올 자체가 진정 효과가 있고 잠드는 데 걸리는 시간을 단축시켜서 하지불안증후군 증상으로 인한 괴로움을 줄여줄 수 있다. 둘째, 알코올 자체의 영향으로 2잔 이상 음주를 한 경우 주기성사지운동증이 나타나는 횟수가 증가했다는 연구결과가 있다. 한편, 음주를 하고 자는 경우 자다가 다리를 떠는 주기성사지운동증이 줄어들었다는 연구결과도 있어서 음주 자체가 증상을 악화시키는가에 대해서는 일관된 결과가 나오지 않은 상태이다.

흡연

50년 이상 흡연을 해오다가 다른 질환 때문에 금연을 한 여성에게서 오랫동안 있어 오던 하지불안증후군 증상이 완전히 없어졌다는 보고가 있다.

약물

하지불안증후군 증상은 약물에 의해서 악화되는 경우가 있다. 멀미약, 구토를 막는 약물 중에 도파민을 억제하는 약물이 있는데, 이들 약물을 복용했을 때 증상이 매우 악화되기도 한다. 우울증 치료제, 정신질환 치료에 사용되는 약물 중에서 뇌 속의 도파민 조절에 영향을 미치는 약물이 하지불안증후군 증상을 유발하거나 악화시키기도 한다.

04

대체의학적
접근

　보완대체의학적인 접근이 하지불안증후군 치료에 도움이 된다는 일과적인 보고가 있기는 하다. 예를 들어 영양치료, 침술, 마사지, 진동치료, 신경전기자극술 등이 하지불안증후군 증상을 줄이는 데 도움이 된다는 보고가 있다. 그러나 이들 치료의 효과를 충분한 과학적 근거로 입증한 연구는 없다.

05

난치성 하지불안증후군 치료하기

약물치료를 해도 하지불안증후군 증상이 줄어들지 않는 경우가 있다. 이런 경우를 '치료 저항성 하지불안증후군' 혹은 '난치성 하지불안증후군'이라고 한다. 대개 하지불안증후군 치료의 1차 약으로 사용되는 도파민 효현제가 더 이상 효과를 보이지 않을 때 난치성 하지불안증후군이라 진단할 수 있다. 하지불안증후군이 도파민 효현제를 이용한 초기 치료에 반응하지 않을 때는 여러 가지 다른 약물을 이용해서 복합적인 치료를 해야 한다.

하지불안증후군에 대한 약물치료를 시작했음에도 처음부터 반응이 없는 경우에는 약물 용량이 부족하지 않은지 생각해봐야 한다. 그렇다고 무작정 약물을 증량할 수는 없다. 프라미펙솔은 1.5mg, 로피니롤은 6mg을 넘지 않아야 한다. 약물의 증량으로도 반응이 없다면 치료에 잘 반응하지 않는다고 판단해야 한다. 어떤 경우에는 기준 이상의 용량을 사용함으로써 증상이 조절되기도 한다. 일반적인 기준이라고 생각하면 된다. 대표적인 도파민 효현제인 이 두 가지 약물의 복용 순서를 바꿔 사용해 볼 수도 있다.

두 약물과는 작용기전이 전혀 다른 약물들을 사용해 볼 수도 있다. 가바펜틴, 오피오이드opioid 약물, 벤조디아제핀계 진정제 등이 사용될 수 있다. 이들 약물은 환자의 증상이 심한 정도와 하지불안증후군 증상 이외의 다른 증상들을 함께 조절할 수 있다는 장점이 있다.

하지불안증후군 환자 중에는 심한 통증을 동반하는 경우가 있다. 이때는 진통 효과를 함께 가진 약물을 처방하는 것이 좋다. 하지불안증후군으로 불면증이 동반하는 경우에는 진정수면제 계통의 약물을 처방하면 두 증상을 함께 조절할 수 있다.

06

치료제에
내성이 생긴 경우

하지불안증후군 증상을 악화시키는 원인이 없고, 기존 도파민 효현제로 증상이 조절되다가 점차 증상이 조절되지 않는 경우에는 두 가지 가능성을 생각해야 한다. 약물에 대해서 내성이 생긴 경우와 하지불안증후군 증상 자체가 심해진 경우이다.

약물내성은 약물치료가 더 이상 효과를 보이지 않아 약물의 용량을 늘릴 필요가 있는 경우이다. 내성이 어떻게 생기는지는 완전히 밝혀지지 않았지만 도파민 효현제를 장기간 사용하는 과정에서 도파민 수용체의 민감도가 감소되었기 때문으로 추정한다. 도파민 효현제의 양을 늘리면 이런 내성 상황을 극복할 수 있다. 그런데 상당히 많은 양을 복용해도 증상 조절이 잘 되지 않고 약물 부작용만 심해진다면 다른 약물로의 변경을 고려해봐야 한다.

07

반동현상

잠자리에 들기 전에 하지불안증후군 치료제를 복용하고 증상이 조절된 상태에서 잠을 자면 아침 일찍 하지불안증후군 증상이 나타날 수 있다. 이를 반동현상이라고 한다. 복용한 하지불안증후군 치료제의 작용시간이 짧아 약효가 너무 빨리 떨어져서 생기는 현상이다. 이 경우 약효가 오래가는 약물로 변경함으로써 증상을 조절할 수 있다.

08

강화현상

강화현상은 하지불안증후군의 약물치료를 시작한 이후에 오히려 그 증상이 더 심해지는 것을 말한다. 증상의 정도가 심해지는 것은 물론 증상의 시기도 평소보다 더 일찍, 즉 오후나 낮부터 나타나기 시작한다. 다리에만 나타나던 증상이 다른 신체 부위에서도 나타나기 시작한다. 게다가 잠깐만 몸을 움직이지 않아도 심한 증상이 나타나게 된다.

강화현상이 나타나면 증상을 유발한 약물을 중단해야 한다. 약물을 중단하더라도 일정 기간 증상이 나타나며, 증상이 완전히 없어지는 데는 수일에서 수주까지 걸릴 수 있다. 이 경우 다른 작용 방식의 약물을 단기간 사용하면서 증상으로 인한 괴로움을 줄여줄 수 있다.

대개 강화현상은 도파민 효현제를 사용할 때 나타난다. 그런데 다른 도파민 효현제로 약물을 변경한 경우에 강화현상이 없어지기도 한다. 일반적으로 약물의 체내 지속 시간을 길게 하면 강화현상을 막을 수 있다. 최근에는 지속적으로 도파민 효현제를 방출하는 패치형 약물을 이용해서 조절하기도 한다. 도파민 효현제와 전혀 다른 작용기전을 가진 항경련제나 오피오이드 약물 사용을 시도해 볼 수도 있다.

강화현상을 환자 스스로 조절하는 것은 매우 힘들며 경험이 많은 전문의 진료가 필요한 경우가 많다. 때에 따라서는 입원 치료가 필요할 수도 있다. 강화현상은 레보도파와 같은 약물을 다량으로 복용했을 때 잘 생기는데, 이 경우 치료가 매우 어려울 수 있다. 약물 용량을 줄이고 다른 약물을 소량씩 자주 복용하게 하는 것도 효과적인 방법이다.

강화현상은 심한 불안을 동반할 수 있으므로 불안 증상을 조절하는 노력이 필요하며 항불안제를 추가할 필요도 있다.

<u>09</u>

복합치료와
순환치료

하지불안증후군을 치료하는 데 있어 여러 가지 약물을 섞어서 사용할 경우에는 개별 약물의 용량을 줄이는 방법을 시도해 볼 수 있다. 또 여러 개의 약물을 순차적으로 사용할 수도 있으며, 한 가지 약물을 중단하고 다른 약물을 사용하다가 다시 원래의 약물로 돌아가는 형태의 순환치료도 가능하다.

10

하지불안증후군,
낫는가 낫지 않는가

하지불안증후군 환자들이 가장 많이 하는 질문 중 하나가 '언제 이 병이 나을까' 하는 것이다. 하지불안증후군의 증상에 따라서 대답은 달라질 수 있다. 증상이 심한 경우에는 만성적인 상태로 남게 되지만 증상이 경미한 경우에는 좀 다르다. 미국에서 시행한 연구에 따르면 20년 이상 증상이 지속되는 경우도 있다. 반면, 증상이 경미한 경우에는 악화되지 않고 그대로 있거나, 좋아졌다가 재발하거나, 점점 호전되는 결과 등을 보였다고 한다.[11] 대개 하지불안증후군은 진행성 질환이며 시간이 지날수록 증상은 더 악화되는 경향을 보인다고 알려져 있다. 나이가 들어서 발생하거나 다른 질환에 의해 2차적으로 나타난 경우에는 증상이 더 빨리 진행되고 심해진다고 본다.

하지불안증후군은 단기간에 치료될 수 있는 질환이 아니며 당뇨, 고혈압과 같이 관리를 필요로 하는 질환이다.

11

수면의학: 수면전문의,
수면센터, 수면기사

수면전문의란

이제 우리나라에서도 수면전문의라는 말이 아주 생소하지는 않다. 수면전문의는 수면의학에 대한 전문적인 훈련을 받은 의사이다. 아직 '내과'처럼 '수면과'라는 전문 진료과는 없다. 수면의학은 통합의학이며 따라서 정신과, 내과, 이비인후과, 소아과 및 신경과의 지식을 모두 요하는 새로운 의학 분야이다.

현재 우리나라에는 서울대학교병원, 고려대학교 안암병원에 신경정신과전문의가 1년 동안 수면의학을 집중적으로 수련하는 전임의 과정이 있다. 필자도 그 과정을 마친 전문의 중 하나이다. 이 수련과정을 마친 수면전문의는 국내의 어떤 의사보다도 수면의학에 대해 잘 안다고 할 수 있으며, 수면다원검사가 제대로 시행되는지 감독하고, 그 결과 얻어진 수면 기록의 판독을 통해 정확한 수면의학적 진단을 내릴 수 있는 사람이다.

우리나라 의학 교과 과정 중 수면의학에 대한 강의시간은 1시간도 채 안 되는 경우가 많다고 한다(미국의 경우에도 평균 20분이라고 한다). 이렇게 짧은 시간 안에, 빠르게 발전하고 방대한 학문으로 성장한 수면의학을 제대로 익히는 것은 불가능하다. 그래서 앞서 말한 대로 1년 동안 수면의학만을 집중적으로 공부한 의사가 꼭 필요하다.

국내에 수면의학이 도입된 지 18여 년밖에 되지 않았고 수면전문의도 30여 명 내외로 소수이다. 그러나 하지불안증후군을 포함한 기면증 및 불면증 환자, 코골이 및 수면무호흡 환자는 매우 많다. 이들 환자 중 대다수는 수면전문의로부터 제대로 된 진찰과 검사, 그리고 치료를 받지 못하고 있다. 잠을 못 잔다고 하면 수면제를 처방하고, 코골이가 있다고 하면 증상이 얼마나 심한지 어떤 원인이 있는지 살펴보지 않고 코골이 수술만 시행한다. 졸음과 피로감이 있다고 하면 수면장애를 생각해 보지 않고 우울증으로 진단하고 약물을 처방한다.

누구든지 전문적인 진료를 거쳐 최선의 치료를 받을 권리가 있다. 수면과 관련된 문제도 하나의 질환이며, 관련한 전문의가 있음을 인지하고 전문의로부터 정확한 진단과 치료를 받아야 한다.

수면센터가 갖춰야 할 조건

수면장애를 진단하기 위한 수면다원검사를 비롯한 수면의학 관련 진료와 검사 전반을 전문적으로 시행하는 곳을 수면센터라고 한다. 미국수면학회AASM가 인증하는 수면센터의 조건은 다음과 같다.

• 수면생리를 이해하고 있으며 그것을 토대로 환자를 진찰하고 치료할 수 있는 수면전문의가 있어야 한다.

• 수면다원검사를 통해서 얻은 수면 기록을 판독하고 그것을 토대로 진단을 내릴 수 있는 수면전문의가 있어야 한다.

• 수면다원검사를 표준적인 방법에 따라 시행할 수 있는 수면기사가 있어야 한다. 수면검사는 대개 밤 동안에 8시간 이상의 시간에 걸쳐 시행된다. 이 과정에서 다양한 센서를 통해 여러 가지 신호가 얻어진다. 이 신호들의 질을 잘 관리하고 검사 중에 일어난 일들을 파악하고 기록하며 검사가 끝난 후에는 그 기록들을 초벌 판독하는 것이 수면기사가 하는 일이다. 그다음에 수면전문의가 그 기록들을 다시 판독해서 최종적인 진단을 내린다. 만약 수면다원검사가 제대로 이뤄지지 않는다면 다음 단계는 의미가 없다. 그러므로 충분한 수련을 거친 수면기사와 수면기사를 감독하고 지도할 수면전문의가 꼭 있어야 한다.

- 수면다원검사가 시행될 수 있는 독립된 공간이 필요하다. 한 방에서 한 명이 검사를 받아야 하며 빛이나 소음 등은 완전히 차단해야 한다. 쾌적한 온도와 습도를 유지해야 하며 검사 전이나 검사 도중에 수면기사와 바로 통화할 수 있는 장치를 갖추고 있어야 한다. 피검자가 불편을 느끼지 않을 정도의 넓이를 가진 침대가 선호된다. 간혹 병원이 아닌 가정에서 시행하는 간이수면검사가 마치 최신 기술이며 더 나은 검사인 것처럼 잘못 이야기하는 의사들이 있다. 간이수면검사는 말 그대로 수면검사의 축약형이며, 표준수면검사를 하기 전에 환자 상태를 간단히 보기 위한 것으로 수면무호흡증에 대한 검사만 가능하므로 매우 제한적인 검사이다. 반면, 표준수면검사는 병원에서 수면기사의 지속적인 모니터하에 이뤄지므로 가장 정확하다고 할 수 있다.
- 기타 검사 장비와 환자 모니터 시설 등이 표준적인 기준에 맞아야 한다.

12

수면기사는
어떤 일을 할까

수면기사는 보건대학을 졸업하고 임상의료 분야에 종사할 수 있는 면허를 취득한 임상병리사이다. 우선, 수면기사는 수면검사를 받을 환자가 수면센터를 방문하면 수면 관련 설문지를 시행하도록 도와준다. 수면검사에 필요한 여러 가지 감지기를 환자에게 부착하는 일도 수행한다. 수면검사는 여러 개의 감지기로부터 얻어진 신호를 종합적으로 판정하여 결과를 산출하는 것으로 감지기를 정확하게 부착하여 좋은 신호를 얻는 것이 매우 중요하다.

검사가 시작되면 수면기사는 환자로부터 얻어지는 다양한 신호를 모니터링한다. 만약 감지기가 잘못 부착되어 신호가 제대로 얻어지지 않으면 이를 교정해야 한다. 또 수면검사 중 환자가 특이한 행동을 보이면 관찰 기록하여 이후 판독에 참고가 되도록 해야 한다. 매우 드물게 환자가 심한 부정맥이나 호흡곤란을 호소하는 경우가 있는데, 이때 수면기사가 즉각적으로 환자를 깨우고 응급조치를 시행하기도 한다. 그래서 대부분의 수면기사는 심폐소생술 자격증을 가지고 있다.

검사가 끝나면 환자를 깨우고 부착한 감지기를 제거한 후 귀가하도록 하는 것도 수면기사의 일이다. 수면기사는 수면검사를 통해 얻은 결과를 자신이 검사 시간 동안 관찰한 소견과 맞춰가며 1차 판독(초벌 판독)을 한다. 1차 판독된 자료를 수면전문의가 다시 정밀 판독하여 최종결과 보고서를 내게 된다.

최근에는 미국공인수면기사RPSGT의 자격을 발급받은 수면기사도 있다. 미국수면기사협회에서 시행하는 시험으로 적어도 1년 이상 수면검사 실무에 종사한 사람들을 대상으로 응시 자격이 주어지며 시험은 온라인으로 치러진다. 미국수면기사협회에서는 영리 목적으로 미국인이 아닌 사람에게도 응시자격을 주고 있다. 필자도 이 시험에 응시했고 합격해서 자격을 가지고 있다. 시험 문제의 수준은 그다지 높지 않다. 최근에는 수면검사에 대한 실무 경험이 없는 일부 사람들이 이론 공부만 하고 이 시험에 합격하고선 미국공인수면기사라는 직함을 내세우는 경우도 있다. 실질적으로 타이틀보다는 풍부한 실무 경험과 이론적 지식을 겸비하는 것이 더 중요하다.

　국내에서는 2009년 2월에 대한수면의학회 주최로 수면기사 인증시험을 시행하고 인증서를 발급한 바 있다. 당시 필자가 시험위원장을 맡았다. 대한수면의학회와 대한수면학회가 연합하여 수면기사에 대한 직무교육을 수년에 걸쳐 시행해 오고 있다. 직무교육을 통해서 일정한 자격을 갖춘 수면기사를 대상으로 국내 수면기사 자격을 인증하는 시험을 다시 시행할 계획이다. 이를 통해 국내 수면검사의 질이 높아지고 환자들에게 더 나은 의료서비스를 제공할 수 있을 것으로 기대한다.

13

하지불안증후군
환자 사례

하지불안증후군의 증상, 진단 및 치료 과정에 관한 이해를 돕기 위해서 실제 사례를 재구성한 것이다.

증상

한 47세 여성이 잠들기가 힘들고 자다가 자주 깨는 문제로 수면센터를 방문했다. 수면 문제는 최근 5, 6개월 사이에 심해졌는데 잠들기가 힘든 것은 물론 잠을 자도 몇 시간밖에 자지 못해 낮 동안 심하게 졸리는 문제가 있었다.

졸음이 몰려와 일찍 자고 싶지만 '다리 때문에 잠을 잘 수가 없다'고 했다. 새벽 2시까지도 못 자고 깨어 있는 경우가 많으며, 다리불편감 때문에 잠을 자지 못하면 어쩌나 하는 생각에 늘 긴장을 하게 돼 뇌가 깨어 있는 듯하고 이 때문에 불면증도 생기는 것 같다고 말했다. 환자는 자려고 누우면 '다리에 뭔가 기어가는 듯한 느낌'이 들고 이런 불편감 때문에 잠들기가 힘들다고 했다. 이 같은 증상이 전에는 그 정도가 심하지 않았는데 최근에 갑자기 심해졌다고 한다. 불편한 증상은 보통 저녁 식사 후 8시쯤부터 나타나는데 TV를 보려고 소파에 앉아 있으면 증상이 나타나기 시작한다고 했다. 수개월 전에는 가끔 느끼는 정도였으나 점점 그 빈도가 늘어나 수면센터를 방문할 당시에는 하루도 빠지지 않고 매일 나타난다고 말했다. 다리를 뻗거나 움직이면 불편감이 줄어들어 TV를 볼 때도 일어서서 서성거리게 되고, 증상이 조금 줄어들어서 자리에 앉으면 이내 증상이 나타나는 일이 반복된다고도 말했다.

자정이 넘어서 졸음이 심해지면 잠자리에 눕지만 다리 불편 때문에 다리를 뻗고 움직이느라 쉽게 잠들지 못하고, 너무 졸려서 잠이 들어도 다리를 차는 듯한 느낌 때문에 잠에서 깨게 된다고 했다. 잠이 깬 상태에서 다리 불편이 심하게 느껴지면 증상을 줄여보려고 침대에서 나와 거실을 서성거렸다고 한다. 이때도 심한 졸음으로 인해 졸면서 걷다가 소파에 부딪힌 적도 많았단다. 졸음이 오면 다시 잠자리에 눕고 힘들게 잠이 들지만 얕은 잠을 자는 것 같고 다음 날 아침에 일어나면 잠을 제대로 못 잔 탓인지

머리도 아프고 피로하다고 했다.

환자가 생각하기에 수면 문제는 수년 전부터 시작되었고 당시에는 불면증이라고 생각해 근처 약국에서 처방 없이 살 수 있는 수면유도제를 복용했단다. 근처 의원에서 수면제를 처방받아서 복용하기도 했는데 당시에는 다소 도움이 되었다고 한다. 그러나 자녀들 대학입시 문제, 남편의 사업문제로 금전적 손해를 입는 등 여러 일이 겹치면서 우울감이 심해져 이로 인해 정신건강의학과에서 우울증 약과 수면제를 처방받아서 복용했다고 말했다. 그때 잠은 조금 잤지만 되레 다리불편감이 더 심해짐을 느꼈다고 한다.

다리불편감을 치료하고자 집 근처 정형외과에서 검사를 받아보고 진통제를 처방받아서 복용했으나 큰 도움은 받지 못했고, 신경외과에서 허리 MRI 검사를 받은 후에 추간판탈출증이 약하게 있다는 이야기를 듣고 시술을 받기도 했으나 이 역시 큰 도움이 되지는 않았다고 한다. 그 병원에서 준 여러 개의 진통제를 먹으면 약간 증상이 줄어들기는 했지만 약을 너무 많이 먹는 것 같아서 가능하면 약을 안 먹고 참다가 정말 힘들 때만 복용했다고 한다.

환자는 자신이 불면증으로 고생하고 있고 하지불편감도 잠을 심하게 방해한다고 생각했다. 진찰 과정에서 코골이나 수면 중

호흡곤란을 호소하지는 않았고 몽유병 증상도 없었다.

가족 중에 환자와 비슷한 증상을 가진 사람은 없었으며 그 외 신체검진, 신경학적 검진상의 특이 소견 역시 없었다.

진단

이 환자의 경우 불면 증상과 다리불편감이 함께 있다. 저녁 시간에 가만히 있을 때 다리 불편이 나타나고, 움직이면 증상이 좋아지는 양상을 보이는 것으로 보아 하지불안증후군일 가능성이 높아 보인다. 그 외 다른 질환을 고려해 볼 수도 있으나 그 가능성은 낮아 보인다.

치료

이 환자의 불면증, 하지불편감, 수면 중 다리움직임 등에 대한 종합적인 평가를 위해서 수면다원검사, 운동억제검사, 국제하지불안증후군 척도 및 혈액검사를 시행했다. 수면다원검사상 잠들기 힘든 불면 증상을 보였으며, 수면 중에 주기성사지운동증이 시간당 59회 나타났고 시간당 7회 잠에서 깨었다. 운동억제검사상 시간당 45회의 움직임을 보였고, 국제하지불안증후군 척도 점수는 24점이었다.

혈액검사상 철분, 페리틴 등은 모두 정상 수준에 있었다.

최종적으로 하지불안증후군으로 진단되었고 불면증은 하지불
안증후군에 의해 2차적으로 생긴 것으로 판단되었다.

참고문헌

1   Kaplan PW · Allen RP · Buchholz DW · Walters JK, "A double-blind, placebo-controlled study of the treatment of periodic limb movements in sleep using carbidopa/levodopa and propoxyphene", Sleep, 1993; 16:717-23.

2   Garcia-Borreguero D · Larrosa O · de la Llave Y · Verger K · Masramon X · Hernandez G, "Treatment of restless legs syndrome with gabapentin: a double-blind, cross-over study", Neurology, 2002; 59:1573-9.

3   Telstad W · Sørensen O · Larsen S · Lillevold PE · Stensrud P · Nyberg-Hansen R, "Treatment of the restless legs syndrome with carbamazepine: a double blind study", Br Med J(Clin Res Ed), 1984; 288:444-6.

4   Jimenez-Trevino L, "Oxcarbazepine treatment of restless legs syndrome: three case reports", Clin Neuropharmacol, 2009; 32:169-70.

5   Wagner ML · Walters AS · Coleman RG · Hening WA · Grasing K, "Chokroverty S, Randomized, double-blind, placebo-controlled study of clonidine in restless legs syndrome", Sleep, 1996; 19:52-8.

6   Ginsberg HN, "Propranolol in the treatment of restless legs syndrome induced by imipramine withdrawal", Am J Psychiatry, 1986; 143:938.

7   Nordlander NB, "Therapy in restless legs", Acta Med Scand, 1953; 145:453-7.

8   Earley CJ et al, "The treatment of restless legs syndrome with intravenous iron dextran", Sleep Med, 2004; 5(3):231-5.

9   Allen RP · Adler CH · Du W · Butcher A · Bregman DB · Earley CJ, "Clinical efficacy and safety of IV ferric carboxy maltose(FCM) treatment of RLS: amulti-centred, placebo-controlled preliminary clinical trial", Sleep Med, 2011 Oct; 12(9):906-13.

10   Sun ER · Chen CA · Ho G · Earley CJ · Allen RP, "Iron and the restless legs syndrome", Sleep, 1998; 21:371-7.

11   Allen RP · Earley CJ, "Defining the phenotype of the restless legs syndrome(RLS) using age-of-symptom-onset", Sleep Med, 2000; 1:11-19.

하지불안증후군 환우들의 이야기

필자에게 진료받고 하지불안증후군으로 진단받은 후 각자에게 필요한 치료를 받은 환자들의 소중한 이야기이다. 개인정보에 해당하는 부분은 삭제했다. 많은 참고가 되길 바란다.

사례 1

2년 전부터 시작된 왼쪽 다리불편감을 단순한 교통사고 후유증으로만 알고 진통제로 버텨왔다. 하지만 아무리 진통제를 써도 다리불편감은 사라지지 않았다. 밤마다 다리를 주무르고 때리고 해도 다리 욱신거림과 가끔 다리 속으로 벌레가 기어가는 듯한 가려움은 날이 갈수록 심해졌다. 이러한 증상들로 인해 자다가 깨는 일이 많아 항상 낮에는 피곤하고 주의력도 떨어졌다. 그러던 중 철분이 부족할 때 올 수 있다는 하지불안증후군이라는 병에 대해 알게 되었고, 혹시나 하는 생각에 인터넷을 통해 수면센터를 방문하게 되었다. 병원에 오자마자 철분 검사를 실시, 철분이 부족하다는 진단을 받고 곧바로 약을 처방받았다. 정말 신기하게도 2년 동안 발목을 붙잡았던 다리불편감이 약을 먹은 후 언제 그랬냐는 듯 씻은 듯이 나았다. 그동안은 치료 방법을 알지 못해 고통 속에서 밤을 지샜지만 지금은 너무 행복하다.

사례 2

처음 하지불안증이 발병했을 때 손발의 저림과 이물감으로 잠을 이룰 수가 없었다. 잠이 든 후에는 주기성사지운동증이 너무 심해 팔다리가 마음대로 움직여 너무 고통스러웠다. 동네 신경과를 다녔지만 신경안정제만 처방해줄 뿐이었다. 그렇게 고통 속에서 1년을 보내다가 가까스로 수면센터를 알게 되었고 하루 동안 검사를 받고서야 정확한 병명을 알 수 있었다. 약을 먹은 지 며칠 만에 증상이 거의 없어져 1년 만에 처음으로 단잠을 잘 수 있었다. 이후로도 정기적으로 증상이 나타났지만 그 정도가 약해졌고 횟수 역시 거의 줄어들었다. 젊은 나이에 이름 모를 악질에 걸려 감내해야 했던 내적 고통이 너무 컸다. 병을 치료할 수 있게 되어서 정말 기쁘다.

사례 3

하지불안증후군으로 밤마다 스트레칭 등 여러 가지 방법을 동원하여 애쓰다 잠이 들던 날이 많았는데 이곳 수면센터에 와서 철분 주사를 맞고는 증상이 많이 줄게 되었다. 이제는 약을 거의 먹지 않아도 잠자는 데에 어려움이 없다. 감기 등 여러 가지로 잔병치레를 많이 하던 나는 약을 달고 살아야 했는데 하지불안증후군 치료제까지 먹게 되면서 속이 많이 부담스러웠다. 그러나 링거(철분)를 맞으면 약을 미량만 먹어도 편안한 생활을 할 수 있어 너무 좋다.

사례 4

평소에 주간 졸림증으로 고생하다 정밀 검사를 받았다. 하지불안증? 주기성사지운동증? 명칭도 생소한 병명을 진단받고 철분 치료를 받고 있다. 예전에도 빈혈 때문에 철분제를 먹었는데 철분제를 먹으면 항상 속이 더부룩해서 불편했다. 하지만 이곳에서 주사를 맞으니 간편하고 이전과 같은 불편감이 없어 좋았다.

사례 5

처음에 잠을 못 잘 때는 정말이지 미칠 것만 같았다. 하루 종일 머리가 무겁고 집중력이 안 생겨서 일하는 게 힘들었다. 수면센터에서 검사를 해보고 정확한 진단을 받는 게 좋겠다는 생각에 센터를 찾아서 검사를 했고 그동안 내가 알지 못했던 증상에 대해서 인지할 수 있었다. 다리가 늘 아파서 이유도 모른 채 끙끙거려 골다공증을 의심해 검사도 해봤었는데 그것이 다름 아닌 하지불안증후군이 원인이라는 것을 알게 된 것이다. 이후 치료를 받으면서 수면생활이 점차 개선되었다. 원인을 알고 대처하는 것이 정말 필요한 것 같다. 제대로 진찰받고 진단을 받은 뒤 치료를 한다면 훨씬 좋은 수면을 취할 수 있고 다리 아픔을 고칠 수 있다는 자신감과 믿음이 생기게 되었다고 할까. 이제 수면센터에서 배운 호흡법으로 더 질 좋은 수면을 할 수 있을 것 같다. 더는 잠을 못자서 걱정하고 짜증 나는 일이 없길 바란다.

사례 6

66세의 남성이다. 하지불안증으로 인하여 병원, 한의원을 두루 다니며 혈액순환개선제, 쥐 안 나는 주사, 침으로 피를 빼고 뜸을 뜨는 등의 치료를 해봤으나 소용이 없었다. 나의 증상은 처음에는 무릎 밑으로 경련과 쥐가 나고 뒤틀리는 느낌에, 특히 잠잘 때 증상이 더욱 심했다. 이로 인해 하룻밤에 몇 번씩 잠을 깨기가 일쑤고 통증을 참을 수가 없어서 혈당을 체크하고 바늘로 찔러서 피를 빼야 했다. 심할 때는 손까지 쥐가 나서 젓가락을 사용하지도 못했다. 많은 고민을 하고 우울감에 빠져있던 차에 수면검사를 받고 치료를 받은 후 증상이 완화됨을 경험했다. 약을 먹고서는 증상이 아예 없어졌다. 신기할 따름이다.

사례 7

나는 거의 20년 정도 수면의 질이 너무 나빴다. 하루도 개운한 적이 없었다. 잘 때마다 종아리가 저려 밤중에 깨어 주무르다 자고 또 깨기를 반복하는 날들이 계속되었다. 수면센터의 존재를 알면서도 선뜻 방문하지 못했는데 면역력이 떨어지면 큰 병이 생길 수도 있을 것 같아 수면센터를 방문하게 되었다. 검사와 상담을 통해 종아리 저림이 불면증으로 인한 하지불안증후군이란 사실을 알게 되었고 잠을 잘 자기 위한 훈련을 받은 후에는 잠들기가 굉장히 쉬워졌다. 자다가 3, 4번 깨기가 일쑤였는데 1, 2번 정도로 줄었으며 이제 조금 더 노력하면 깨지 않고 잘 수 있을 것 같다. 치료를 통해 잠을 조절할 수 있다는 자신감이 생겼다. 불면증과 하지불안증후군으로 고생하고 있다면 꼭 수면센터를 통해 자신감도 찾고 삶의 질을 높이길 바란다.

사례 8

초등학교 4학년 때부터 밤에 잠을 잘 때면 다리가 불편했다. 통증이 있는 건 아닌데 심란하기도 하고 뭐라 표현하기가 어려웠다. 세월이 흘러 첫 아이를 가졌을 때는 증상이 더 심해져 밤에 누워있기가 힘들고 괴로워서 일어나서 걸어 다녀야 했고 새벽 3, 4시쯤에 잠이 들곤 했다. 그러다 보니 일상생활에서도 피곤함을 느끼고 기분까지 우울했다. 여기저기 병원에 다녀봤는데 다 이상이 없다고만 했다. 몇 년 전에 우연히 남편이 신문을 보다가 내 증상이 하지불안증후군과 비슷하다며 기사를 읽어보라고 했고 그것이 계기가 되어 병원을 찾게 되었다. 검사를 통해 하지불안증후군이라는 진단을 받게 되어 속이 시원하고 기뻤다. 처방으로 철분 주사를 맞고 약을 받았는데 이제는 약은 거의 먹지 않아도 될 만큼 다리의 불편한 증상이 없어졌다. 철분 주사를 한 번 맞으면 2년 정도는 증상 없이 지낼 수 있어서 편하다.

사례 9

다리가 아파서 (특히 종아리가) 밤마다 스트레칭과 주무르기를 반복하며 괴로워하고 있었다. 그러다 우연히 어느 글에서 하지불안증후군이란 병명과 관련 증상을 보게 되었다. 특히 밤에 많이 아픈 것과 표현하기 힘든, 소위 생리할 때 같은 띵한 느낌과 하체에 힘이 쭉 빠지는 느낌이 비슷했다. 병원에서 세밀한 검사 후에 하지불안증후군을 진단받게 되었고 철분도 부족하다는 결과가 나왔다. 철분 링거를 맞고 약도 처방을 받았다. 일주일쯤 약을 먹었고 그 후로는 약을 먹지 않아도 잠을 잘 자고 있다. 이제는 자다 말고 일어나서 다리를 주물러야 하는 괴로운 일을 하지 않아도 되고 통증을 없애 보려 발을 높이 들고 자던 것도 하지 않아도 돼 너무 좋다. 좀 더 빨리 알았더라면 5, 6년이라는 긴 시간 동안 고생하지 않았을 것을.

사례 10

42살의 기혼여성이다. 직장을 다닐 때(24살 무렵) 어느 날 낮에 다리 저림이 생겼고 점점 잠을 잘 때 불편해지면서 직장생활을 하면서는 늘 피곤해서 점심 전까지는 수면 상태로 일을 했었다. 다리가 너무 저려 주무르기도 하고 때려보기도 하고 울기도 하면서 생활을 이어갔다. 특히 임신했을 때는 밤에 잠을 편히 잔 적이 없을 만큼 다리 저림이 심해졌다. 허리디스크로 다리 저림이 올 수 있다는 말을 듣고 치료했지만 다리 저림과 전기가 오는 듯한 느낌은 똑같았다. 발 마사지, 추나요법, 봉침, 스포츠마사지 등 여러 치료를 받아봤지만 다리 저림은 계속되었다. 혼자만의 고통으로 밤마다 괴로웠고 낮엔 피곤함으로 낮잠을 자지 않고는 생활이 힘들었다. 그러던 중 하지불안증이란 증상이 나의 증상과 일치한다는 것을 알고 수면센터를 찾았고 수면다원검사를 실시한 결과 하지불안증후군으로 진단받게 되었다. 지금은 약을 먹으면서 4, 5개월 동안 다리 아픈 증상을 잊게 되었고 낮에도 잠을 자지 않고 생활한다. 삶의 질이 높아졌다는 걸 스스로 느끼며 만족하고 있다.

사례 11

63세이다. 비교적 건강하여 평생 병원에 가거나 주사 같은 것은 별로 맞은 적이 없었다. 그런데 어느 때부턴가 잠자기 전 저녁 무렵에 발이 불편하여 잠들기 힘들어졌다. 찬물에 발을 담근다거나 한참을 걸어 다니다 잠들곤 했다. 나이가 들수록 불편감이 더해져서 발 마사지를 하거나 주무르지 않으면 잠들 수 없을뿐더러 깊은 수면을 취할 수도 없었다. 하지만 어떤 진료를 받아야 할지를 몰라 한의원 치료만 받는 중 우연히 TV에서 하지불안증후군이 내 증상과 비슷한 것을 알고 수면센터를 방문해 치료를 받았다. 지금은 불편감 없이 신발도 신을 수 있게 되어서 감사한 마음이다.

사례 12

나에게는 만 9살의 아이가 있다. 8살 때부터 종아리가 불편하다며 자주 두들기고 짜증이 많았다. TV에서 하지불안증후군이라는 병에 대해 들은 적은 있지만 그 병이 아이가 걸린 병일 거라곤 생각하지 못했다. 치료를 위해 대학병원을 다녔지만 별다른 원인은 찾을 수 없었다. 그런데 아이는 계속 힘들어하고 짜증은 더욱 심해져서 다리에 벌레가 기어 다니는 것 같고 자기 다리를 없애버리고 싶다고까지 말하자 혹시나 하는 맘에 인터넷을 통해 수면센터를 찾았다. 검사 결과 하지불안증후군이라는 진단을 받고 치료 중이다. 처방 약을 먹으면서 동시에 철분이 부족해 철분제도 함께 복용하고 있다. 약을 복용한 후 아이가 전보다 덜 힘들어하고 짜증 부리는 횟수도 많이 줄고 잠도 잘 자고 있다. 앞으로 치료를 계속하여 건강해지는 날이 빨리 오기를 기대한다. 정확한 병명을 알고 치료를 도와주신 선생님께 감사드린다.

사례 13

일주일 전만 해도 다리가 저려 잠을 제대로 잘 수가 없었다. 정형외과에서 검사를 하고 치료를 받았지만 별 효과가 없었다. 그런데 수면센터를 찾은 후 검사를 하고 약을 처방받아 먹은 뒤로는 잠도 잘 자고 다리도 전혀 저리지가 않다.

사례 14

나는 위암 수술 환자이다. 2년 전 수술을 받은 후부터 잠잘 때

마다 다리와 팔이 저리고 시려 하루에 2, 3번씩 깨는 등 밤잠을
설치는 경우가 지속되었다. 고통을 견디다 못해 병원을 찾던 중
안사람이 방송에서 나와 같은 증상의 환자에 대해 듣고는 하지불
안증후군이라는 병명을 알게 되었다. 인터넷을 통해 이곳 수면센
터를 알아보고 치료를 받았다. 지금은 불편함 없이 잠을 잘 자고
있다. 치료 후 결과가 너무 좋다.

사례 15

이곳 수면센터에 오기 전까지는 잠자리에 들면서 따뜻해지면
종아리부터 근질근질하기 시작해 심하면 넓적다리, 팔로 증상이
번졌다. 그럴 때마다 세게 두드리고 때리거나 얼음찜질을 하지
않으면 잠들지 못했다. 그런데 병원에서 처방해준 약을 먹은 후
로는 편안히 잘 자게 되었다. 약을 계속 먹으며 치료 중이다.

사례 16

50대 여성이다. 18년 동안이나 잠을 제대로 잘 수가 없었고(단
1분도 편히 자본 적이 없었다), 잠시 휴식을 취하려 해도 다리(허
벅지) 저림이 느껴지고, 나중에는 온몸이 근질거려서 단 몇 초도
한 자세로 있을 수가 없었다. 식구들이 모두 잠들었을 때는 고통
에 혼자 울기도 많이 울었다. 검사를 받고 난 다음 날 18년 만에

세상모르고 잠을 잤다. 너무 감개무량해서 눈물이 다 나왔다. 하루 치의 약을 먹었는데 금방 증상이 없어졌다. 다시 태어난 것 같았다. 치료 2주째인데 몸이 편안해지니 마음도 편해졌다. 누워있어도 몸을 움직이지 않아도 돼 잠도 잘 오고 기분도 좋아졌다. 좀 더 일찍 병원을 찾아오지 못한 게 후회된다.

사례 17

40대 여성이다. 밤이면 더욱 심해지는 다리 통증(무릎 위)과 표현하기 어려운 스멀스멀한 느낌, 화끈거림, 피부 무감각 등으로 고통받던 중 이곳 수면센터와 하지불안증을 알게 되어 치료받게 되었다. 정확한 검사 후 약물치료를 받고 현재는 고통에서 벗어나 새로운 나날을 보내고 있다. 처음엔 무작정 대학병원을 예약하기도 했었지만 고통을 참고 몇 달씩 기다려야만 하는 바보스러움을 선택하지 않은 나의 판단에 감사하고 있다.

사례 18

다리가 아파서 갖은 고생을 하며 많은 병원에 다녀도 아무 효과가 없었다. 하지만 수면센터를 찾은 후 나에게 맞는 치료를 받을 수 있었고 그날 저녁부터 효과를 보았다. 하지불안증후군이란 병을 이곳에 와서 알았다. 나와 같은 증상으로 다리불편감을 느끼는 사람들에게 이곳저곳 다니지 말고 이곳 수면센터에서 검사 받을 것을 적극적으로 권하고 싶다.

사례 19

10여 년 전부터 다리 저리는 증상이 조금씩 있었지만 단순히 몸이 약해서 혈액순환이 잘 되지 않아서 그러려니 생각했다. 그러다 2, 3년 전부터 수면 중(5, 6시간을 잔다)에 4, 5번 정도 자다가 깨기를 반복하고 때로는 안마기 없이는 잠을 잘 수도 없었다. 그러던 중 우연히 〈생로병사의 비밀〉이라는 TV 프로그램을 통해 하지불안증후군에 대해 알게 되었고 바로 검사를 받았다. 검사 결과 혈액 속의 철분이 부족하다는 진단을 받고 거기에 따른 약을 처방받았다. 제대로 된 치료 후 지금까지 수면 중 한 번도 깨지 않게 되어 행복한 수면생활을 하고 있다.

사례 20

낮이나 밤이나 쉴새 없이 다리가 쑤셔서 25년 전부터 수많은 병원을 찾아다니며 치료를 거듭했지만 효과 없는 세월이었다. 어느 날 〈생로병사의 비밀〉이라는 TV 프로그램을 통해 하지불안증후군을 알게 되었고 나을 수 있다는 말에 바로 수면센터 원장님을 찾아가 진료를 받고 행복을 찾았다. 세상을 잃었다가 다시 찾은 느낌! 지금 4주 동안 약을 먹었는데 잠도 잘 자고 다리도 조금 밖에 쑤시지 않는다. 원장님께 감사드린다. 나와 같은 고통을 겪고 있는 사람들이 하루속히 병원을 찾았으면 좋겠다.

사례 21

종아리부터 발바닥까지 저리고 쑤시고 아파서 밤에 깊은 잠을 못 자고 자다 깨기를 반복했다. 낮에도 가만히 앉아 있으면 발바닥과 종아리가 쑤시고 병든 닭처럼 졸리고 눕고 싶었다. 처음에는 약의 부작용에 대한 걱정 때문에 옆에서 엄마, 오빠가 약을 먹을 때도 나는 약을 먹지 않고 끝까지 버틸 때까지 버텨야지 생각했다. 하지만 약물치료 후 많이 호전되는 것을 경험하고는 내 생각이 어리석었음을 깨달았다. 하지불안증후군은 일단 하루하루 생활하는 게 힘든 병으로 하루빨리 병원을 찾아 (자신에게 맞는) 치료 방법을 찾는 것이 최선이다.

사례 22

올해 회갑인 나는 거의 40여 년 동안 다리 쪽의 원인 모를 불쾌감과 통증으로 밤마다 잠을 이루지 못하고 날밤을 새우기가 일쑤였다. 몇 년 전부터는 더욱 증상이 심해져서 영화 구경도 제대로 못하고 뒷좌석에서 서성이며 관람을 해야 했다. 심지어 면도를 못할 때도 있었다. 가만히 앉아 있어야 하는데 자꾸 몸을 움직이니 면도를 못하는 것이다. 그렇게 괴로운 나날을 보내다가 어느 날 우연히 TV를 통해 나의 병명이 하지불안증후군이란 것을 알았다. 이후 내가 사는 지역에서 약을 지어 먹었으나 며칠 지나지 않아 내성이 생겨 효과가 없었다. 다시 고통 속에서 지내던 중 인터넷에서 하지불안증후군에 대해 알아보다 이곳 수면센터가 눈에 띄었다. 다음 날 바로 예약을 하고 날짜에 맞춰서 검사를 받고 증상에 맞는 약을 처방받을 수 있었다. 약을 복용한 날 저녁부터 단잠을 잘 수 있었다. 그전에는 밤이 오는 것이 두렵고 짜증이 났지만 이제는 당당히 밤을 맞이하고 한층 편한 마음으로 잠자리에 들곤 한다.

국제하지불안증후군 척도

국제하지불안증후군 척도는 총 10문항으로 구성되어 있다.

총점을 기준으로 다음과 같이 잠정 평가할 수 있다. 정확한 진단은 수면전문의의 문진과 검사실 검사 등으로 이뤄진다.

1-10: 경미한 하지불안증후군

11-20: 중간 정도의 하지불안증후군

21-30: 심한 하지불안증후군

31-40: 매우 심한 하지불안증후군

아래의 질문을 읽고 해당하는 증상에 V표 해주십시오.

1   지난 일주일 동안 하지불안증후군으로 인한 다리 혹은 팔의 불편
감은 어느 정도였습니까?

       4 ☐ 매우 심했다

       3 ☐ 심했다

       2 ☐ 중간 정도 있었다

       1 ☐ 약간 있었다

       0 ☐ 전혀 없었다

2   지난 일주일 동안 하지불안증후군으로 인해 팔, 다리를 움직이고
싶은 충동은 어느 정도였습니까?

       4 ☐ 매우 심했다

       3 ☐ 심했다

       2 ☐ 중간 정도 있었다

       1 ☐ 약간 있었다

       0 ☐ 전혀 없었다

3   지난 일주일 동안 하지불안증후군으로 인한 팔, 다리의 움직임은
어느 정도 호전되었습니까?

       4 ☐ 전혀 좋아지지 않았다

       3 ☐ 약간 좋아졌다

2 ☐ 중간 정도 좋아졌다

1 ☐ 거의 좋아졌다

0 ☐ 증상이 없어서 해당사항 없음

4 지난 일주일 동안 하지불안증후군으로 인한 수면장애는 어느 정도
였습니까?

4 ☐ 매우 심했다

3 ☐ 심했다

2 ☐ 중간 정도 있었다

1 ☐ 약간 있었다

0 ☐ 전혀 없었다

5 지난 일주일 동안 하지불안증후군으로 인한 낮 동안의 피곤함 혹
은 졸림은 어느 정도였습니까?

4 ☐ 매우 심했다

3 ☐ 심했다

2 ☐ 중간 정도 있었다

1 ☐ 약간 있었다

0 ☐ 전혀 없었다

6 지난 일주일 동안 하지불안증후군 증상은 전반적으로 어느 정도
였습니까?

　4 ☐ 매우 심했다

　3 ☐ 심했다

　2 ☐ 중간 정도 있었다

　1 ☐ 약간 있었다

　0 ☐ 전혀 없었다

7 지난 일주일 동안 하지불안증후군 증상이 얼마나 자주 나타났습니
까?

　4 ☐ 매우 자주(일주일 중 6～7일)

　3 ☐ 자주(일주일 중 4～5일)

　2 ☐ 때때로(일주일 중 2～3일)

　1 ☐ 가끔(일주일 중 1일)

　0 ☐ 전혀 없었다

8 지난 일주일 동안 하지불안증후군이 발생했을 때 그 증상은 평균
적으로 어느 정도였습니까?

　4 ☐ 매우 심했다(하루 중 8시간 이상)

　3 ☐ 심했다(하루 중 3～8시간)

2 ☐ 중간 정도 있었다(하루 중 1~3시간)

1 ☐ 약간 있었다(하루 중 1시간 미만)

0 ☐ 전혀 없었다

9 지난 일주일 동안 하지불안증후군으로 인해 일상생활(가정생활, 사회생활, 학교생활 혹은 직장생활 등)을 수행하는 데 어느 정도 영향을 받았습니까?

4 ☐ 매우 심각한 영향을 받았다

3 ☐ 심각한 영향을 받았다

2 ☐ 어느 정도 영향을 받았다

1 ☐ 약간 영향을 받았다

0 ☐ 전혀 영향을 받지 않았다

10 지난 일주일 동안 하지불안증후군으로 인한 기분의 장애(화가 나거나, 슬프거나, 과민해지는 등)는 어느 정도였습니까?

4 ☐ 매우 심했다

3 ☐ 심했다

2 ☐ 중간 정도 있었다

1 ☐ 약간 있었다

0 ☐ 전혀 없었다